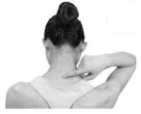

王桂茂　徐伟娥　主编

穴位配对按摩

——祛百病——

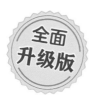

全面升级版

全国百佳图书出版单位

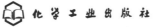

化学工业出版社

·北京·

图书在版编目（CIP）数据

穴位配对按摩祛百病：全面升级版／王桂茂，徐伟娥主编 .—北京：化学工业出版社，2020.7（2025.1 重
ISBN 978-7-122-36913-0

Ⅰ．①穴… Ⅱ．①王… ②徐… Ⅲ．①穴位按压疗法 Ⅳ．① R245.9

中国版本图书馆 CIP 数据核字（2020）第 081548 号

责任编辑：王新辉　赵玉欣　　　　　　　装帧设计：关飞
责任校对：刘曦阳

出版发行：化学工业出版社　（北京市东城区青年湖南街 13 号　　邮政编码 100011）
印　　装：北京缤索印刷有限公司
710mm×1000mm　　1/16　印张 14　　字数 150 千字　　2025 年 1 月北京第 1 版第 8 次印刷

购书咨询：010-64518888　　　　　　　售后服务：010-64518899
网　　址：http://www.cip.com.cn

定　　价：49.80 元　　　　　　　　　　　　　　　　　版权所有　违者必究

前言

穴位按摩是中国最古老的一种物理疗法，是久经验证的有效方法，是通过刺激人体特定的穴位，激发经络之气，以达到通经活络、调整机能、祛邪扶正的目的。而穴位配对按摩，达到了1加1大于2的治疗效果！

为了让普通大众更接近、更了解这一疗法，我们在第1版的基础上，主要进行了以下修改：

1. 只选按摩治疗效果好的疾病

根据多年临床经验，我们精选52种按摩效果好且见效快的常见疾病，读者可按主症，选取相应按摩方法。

2. 增加了快速取穴法，帮您快速、准确地找到穴位

很多读者担心找不准穴位，解剖名词又看不懂，因此，这一次我们对于一些难以定位的穴位，增加了"快速取穴法"，让人人都能轻松找准穴位。

3. 按摩步骤简单，循图操作即可

【简易分步按摩法】简单分三步走，每一步用什么手法、按摩多长时间，书中都做了一一阐明，手法简单易掌握。

4. 尽量不用专业术语，力求人人看得懂

再版时，根据读者反馈的意见，对于书稿中难懂的专业术语，比如痞满、纳呆、饮食不化等，进行了修改，力求人人看得懂，人人能操作。

为了保证书稿内容安全和实用，我们在编写中查阅了大量资料，并对书稿反复修改校对，但鉴于水平有限，如有不当，敬请批评指正！

王桂茂

2020年5月

目录

第七章

慢性疾病穴位巧搭配

第八章

男女科疾病穴位巧搭配

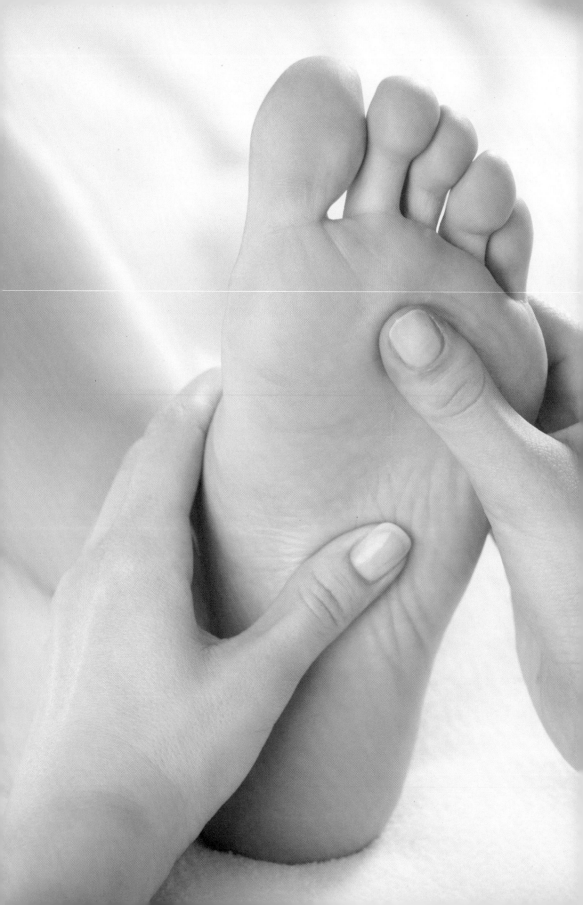

第一章

穴位巧搭配，
效果会加倍

穴位配伍，治疗效果更好

腧穴的作用与脏腑、经络有密切关系，腧穴不仅能够反映病证、协助诊断，还能接受刺激，防治疾病。

腧穴治病是一门很深的学问，但入门也算容易，对于普通人来说，只要掌握常用腧穴所在部位及主治功效，就能帮助我们祛除疾病，保健养生。

使用单穴治病固然有一定的效果，但要想取得更好的疗效，配伍就显得很有必要。

配穴是选取两个或两个以上、主治病证相同或相近、具有协同作用的腧穴加以配伍应用的方法。其目的是加强腧穴的治病作用，配穴是否得当，直接影响治疗效果。

常用的配穴方法主要包括本经配穴、同名经配穴、表里配穴、上下配穴、前后配穴、左右配穴、远近配穴、俞募配穴等。配穴时应处理好主穴与配穴的关系，尽量少而精，突出主要腧穴的作用，适当配伍次要腧穴。

本章接下来的部分，主要对这几种配穴方法加以简单介绍，让你对穴位配伍有一个初步的认识。

只要掌握中医基础理论及腧穴的主治作用，适当选择腧穴并合理地进行配伍，就能取得良好的疗效。

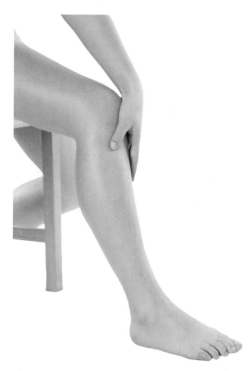

上下相应，让气血更贯通

上下配穴法是指将腰部以上与腰部以下腧穴，或上肢与下肢腧穴相配合应用的方法。

上下配穴法在临床上应用广泛，如胃病取内关穴配足三里穴，牙痛取合谷穴配内庭穴，脱肛或子宫脱垂取百会穴配长强穴。此外，八脉交会穴配合，如内关穴配公孙穴、外关穴配足临泣穴、后溪穴配申脉穴、列缺穴配照海穴等，也属于本法的具体应用。

前后相对，让功效更显著

前指胸腹，后指背腰。选取前后部位腧穴配合应用的方法称为前后配穴法，也叫"腹背阴阳配穴法"。凡治脏腑疾患，均可采用此法。如胃痛，前取中脘穴、梁门穴，后取胃俞穴、胃仓穴；哮喘，前取天突穴、膻中穴，后取肺俞穴、定喘穴等。

左右兼顾，让阴阳更平衡

左右配穴法是指选取肢体左右两侧腧穴配合应用的方法。临床应用时，一般左右穴同时取用，如心病取双侧心俞穴、内关穴，胃痛取双侧胃俞穴、足三里穴等。

另外，左右不同名的腧穴也可同时并用，如左侧面瘫，取左侧颊车穴、地仓穴，配合右侧合谷穴等；左侧偏头痛，取左侧头维穴、曲鬓穴，配合右侧阳陵泉穴、侠溪穴等。

表里配合，内外沟通更有效

表里配穴法，是以脏腑、经脉的阴阳表里配合关系为依据，即当某一脏腑、经脉患病时，取其表里经腧穴组成处方施治。例如，肝病可选足厥阴肝经的太冲穴，配与其相表里的足少阳胆经的阳陵泉穴。

循经相应，经络疏通更快捷

某一脏腑、经脉发生病变而未涉及其他脏腑时，即选取该病变经脉上的多个腧穴相配进行治疗。如肺病咳嗽，可取肺经募穴中府穴，同时远取本经之尺泽穴、太渊穴。

辨证配穴，对症治疗更有效

辨证就是分析、辨认疾病的证候，即以脏腑经络、病因、病机等基本理论为依据，通过对四诊（望、闻、问、切）所收集的症状、体征以及其他临床资料进行分析、综合，辨清疾病的原因、性质、部位，以及邪正之间的关系，进而概括、判断属于何证。

辨证论治不仅是中医诊疗疾病的一大特色，也是中医学的灵魂。

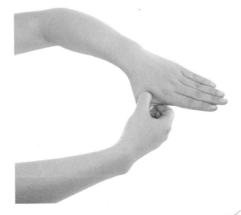

常用取穴手法一看就懂

　　每个穴位都有固定的位置，寻找穴位的方法称为取穴方法。按摩疗效的好坏与取穴准确与否密切相关。

　　取穴方法，一般可分为骨度折量定位法、体表解剖标志定位法、指寸定位法和经验取穴法等。一般多用体表解剖标志定位法、指寸定位法和经验取穴法。骨度折量定位法初学者不易掌握，但适当了解取穴方法还是很有帮助的。

指寸定位法

　　指寸定位法是以被施术人的手指作为测量标准来找穴位的一种方法，比较多用的有拇指同身寸法、中指同身寸法和横指同身寸法（一夫法）。

拇指同身寸

　　以拇指指间关节的横向距离为1寸，适用于四肢部位取穴，作横寸折算。

中指同身寸

　　中指屈曲时，中节桡侧两端纹头之间的距离为1寸，适用于四肢及脊背取穴，作横寸折算。

横指同身寸

　　将食指、中指、无名指、小指并拢，以中指节横纹为准，量取四指的横向宽度为3寸，适用于下肢、下腹部和背部取穴，作横寸折算。

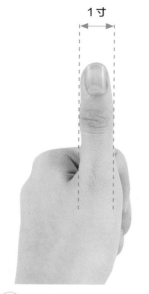

1寸

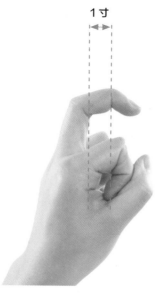

1寸

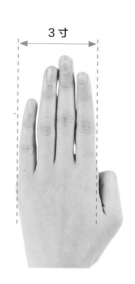

3寸

体表解剖标志定位法

以体表某些标志，如五官、毛发、指甲、乳头、肚脐、关节、肌肉等活动时产生的孔隙、凹陷等来作为依据取穴，这样的取穴方法就是体表解剖标志定位法。

固定标志

固定标志是指毛发、五官、手指、足趾等不受人体活动影响而固定不移的标志。如印堂穴位于双眉的正中央；膻中穴位于左右乳头连线中点的凹陷处；大椎穴在俯首时最高的第7颈椎棘突下。

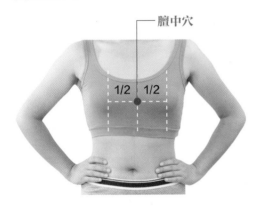

膻中穴

1/2　1/2

动作标志

动作标志是指关节、皮肤、肌肉在活动时出现的孔隙、凹陷、皱纹等，有时还包括肢体的动作。如张口耳屏前凹陷处即为听宫穴。

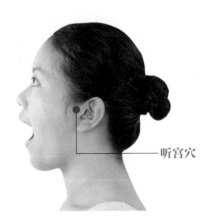

听宫穴

经验取穴法

经验取穴法是人们在长期实践中积累的取穴法，此法简便易行，如直立垂手，中指指端所指即为风市穴；两手虎口自然平直交叉，食指指端处即为列缺穴；轻握拳，中指指尖处为劳宫穴等。

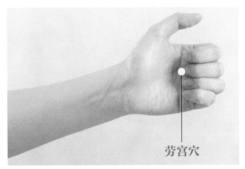

劳宫穴

骨度折量定位法

骨度折量定位法古称"骨度法"，是以骨节为主要标志测量周身各部的大小、长短，并依其尺寸按比例折算作为定穴的标准。这种分部折寸的尺度一般应以患者本人的身材为依据，不论男女、老少、高矮、胖瘦均可以此为标准来量取穴位。

临床应用时常把取穴部位骨节两端的长度（尺寸）折成一定等分，每一等分为1寸，故有人又将其称为"指测等分定位法"。

骨度折量定位法是现在中医取穴最基础的手法，所有的取穴手法都是从骨度折量定位法中脱胎出来的，所以了解一下还是有必要的。

常用按摩手法一学就会

按摩虽然简单易行，但还是需要掌握一些按摩手法。按摩手法有多种，常用的有按法、点法、揉法、捏法等。不同的按摩手法所产生的刺激作用是不一样的，正确而合适的按摩手法可以帮助实现更佳的按摩效果。

按法

动作要领：用指、掌、肘或肢体其他部位着力于穴位处，由轻到重地逐渐用力按压，停留一段时间，再由重到轻地缓缓放松。

根据施按部位的不同，可分为指按法、掌按法及肘按法。三种按法针对的按摩部位也有所不同。

按摩功效：按法具有舒筋活络、放松肌肉、消除疲劳、活血止痛、整形复位等作用。

适用部位：全身各部位。

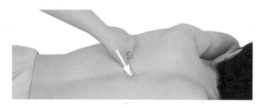

揉法

动作要领：用手的不同部位，如手掌、掌根、大鱼际、小鱼际、拇指或四指指腹等，着力于一定的部位上，做圆形或螺旋形揉动，以带动该处的皮下组织随手指或手掌的揉动而滑动。常与按法结合使用。每分钟 120~160 次。

按摩功效：揉法具有加速血液循环、改善局部组织新陈代谢、活血散瘀、缓解痉挛、软化瘢痕、缓和强手法刺激和减轻疼痛的作用。

适用部位：全身各部位。

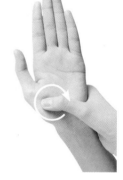

点法

动作要领：点法有拇指点和屈指点两种。拇指点是用拇指端点压体表。屈指点有屈拇指点（用拇指指间关节桡侧点压体表）和屈食指点（用食指近侧指间关节点压体表）。

按摩功效：具有开通闭塞、活血止痛、调整脏腑功能的作用，对脘腹挛痛、腰腿痛等病证常用本法治疗。

适用部位：常用在肌肉较薄的骨缝处。

拿法

动作要领：用拇指和食指、中指，或用拇指和其余四指的指腹，相对用力紧捏一定的部位。

按摩功效：舒筋通络，解表发汗，镇静止痛，开窍提神。

适用部位：颈项部、肩背部及四肢部。

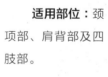

捏法

动作要领：拇指外展，其余四指并拢，手成钳形，做环形旋转揉捏动作，边揉捏边做螺旋形向心方向推进。

按摩功效：具有促进局部血液循环和新陈代谢、增加肌力和防治肌肉萎缩、缓解肌肉痉挛、消除肌肉疲劳、活血散瘀止痛等作用。常与揉法交替使用。

适用部位：颈项、腰脊、四肢及肌肉肥厚处。

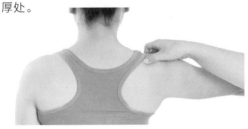

拨法

动作要领：以手指等部位按压并横向拨动肌筋的手法，又名弹拨法。分指拨法（拇指或中间三指）和肘拨法。拨法的方向、角度应与局部肌肉的肌纤维走行方向垂直，可以单向拨动，也可来回双向拨动。用力要轻重得当，以受术者能够忍受为度。

按摩功效：具有解痉止痛、剥离粘连、消散结聚、疏理肌筋的功效。

适用部位：主要适用于颈、肩、背、腰、臀、四肢等部位。

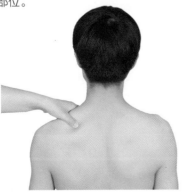

摩法

动作要领：术者用食指、中指、无名指指腹或大鱼际肌腹或手掌面，着力于一定治疗部位，通过肩关节在前外方向的小幅度环转，使着力面在治疗部位做有节奏的环形平移摩擦的手法。其中根据着力面，可分为指摩法、鱼际摩法与掌摩法。指摩法宜稍轻快，每分钟摩动约120次左右；掌摩宜稍重缓，每分钟摩动80~100次。

另外，摩法的动作与揉法有相似之处，但摩法用力更轻，仅在体表抚摩；而揉法用力略沉，要带动皮下组织。

按摩功效：宽胸理气，健脾和胃，活血散瘀。

适用部位：全身各部位，以胸腹和胁肋部最为常用。

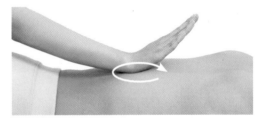

擦法

动作要领：用手掌紧贴皮肤，稍用力下压并作上下向或左右向直线往返摩擦，使之产生一定的热量，称为擦法。擦法以皮肤有温热感即止，是推拿常用手法之一，有掌擦、鱼际擦和侧擦之分。摩擦频率一般每分钟100次左右。

按摩功效：健脾和胃，温阳益气，温肾壮阳，祛风活血，消瘀止痛。

适用部位：全身各部。

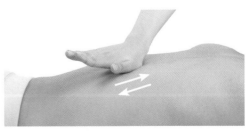

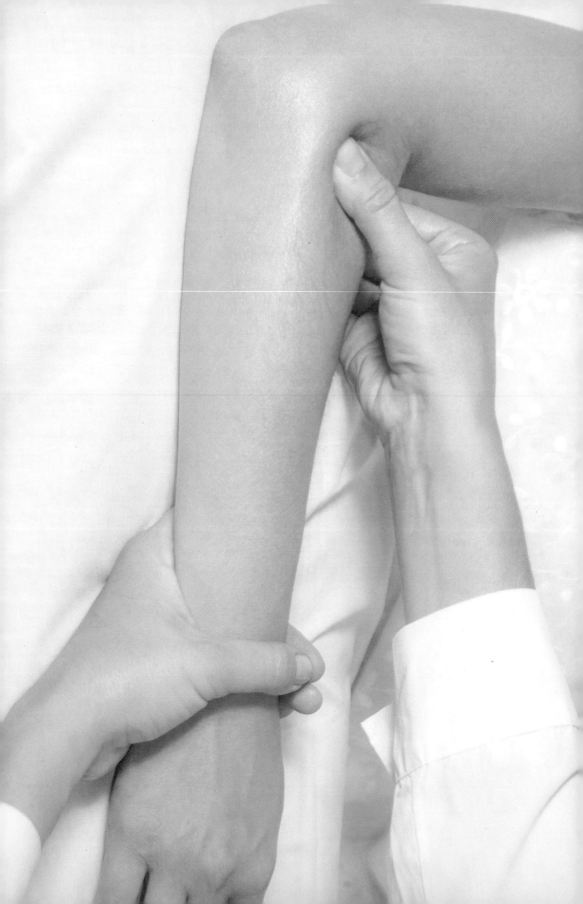

第二章

骨关节病症
穴位巧搭配

颈椎病

颈椎病患者早期仅感颈部活动不适，伴有上肢酸软乏力，或因睡后颈部僵直固定在某一部位，不能活动，颈部肌肉紧张、发酸，旋转不利，不能低头过久，日后逐渐感到颈肩部酸痛，伴有上肢的某一区域发麻、疼痛、酸软无力，压迫颈部压痛点时，有向上肢放射性窜麻、疼痛，或向肩胛内侧放射。临床上常见两种证型:风寒湿痹型和气滞血瘀型。

风寒湿痹型	主要症状：颈部痹痛重着，转侧不利，反复发作，阴雨天加重，痛处游走不定，恶风，得温则减。

配穴有理	天柱穴+后溪穴+肩井穴	祛风寒，除湿邪

天柱穴

人体以头为天，颈项部犹如人体擎天之柱。柱，支承重物的坚实之物，在此喻意穴内气血饱满坚实。穴名意指膀胱经的气血在此为坚实饱满之状。本穴气血乃汇聚膀胱经背部各俞穴上行的阳气所成，因而按摩之可以促进人体阳气通行。

后溪穴

后溪穴是手太阳小肠经的重要穴位，并且与督脉气血相通。督脉主一身之阳气，阳气充足才能保证气机顺畅。按摩刺激该穴位有通经活络、通阳益气的作用。《针灸甲乙经》载："头痛不可顾……颈项强，身寒，后溪主之。"

肩井穴

穴位解剖此处有斜方肌、肩胛提肌，是治疗颈肩部软组织疼痛的重要穴位。歌诀有："肩井穴是大关津，掐此开通血气行，各处推完将此掐，不愁气血不周身。"按摩该穴一般作为收势，捏拿后气血流通，筋脉舒畅。

天柱穴化气壮阳，后溪穴协助振奋全身之阳气，肩井穴促进周身气血流通。三穴合用，可以发挥通阳祛湿、舒筋通络的作用。

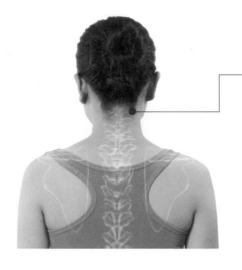

天柱穴

颈项处有一块突起的肌肉（斜方肌），此肌肉外侧凹陷处，后发际正中旁开1.3寸左右即是此穴。

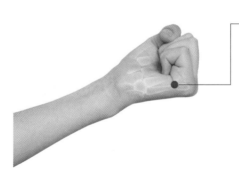

后溪穴

位于第5掌指关节尺侧后方，第5掌骨小头后缘，赤白肉际处。

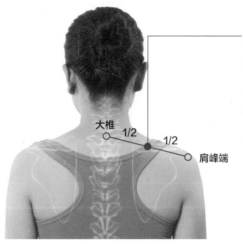

肩井穴

大椎与肩峰端连线的中点上，前直对乳中。

快速取穴：乳头正上方与肩线交接处。

步骤一
按揉天柱穴
2分钟

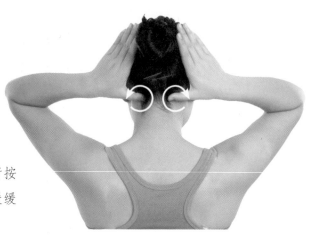

用拇指指腹置于两侧天柱穴，行按揉手法。自然呼吸，可以配合颈部缓缓屈伸运动。

步骤二
点揉后溪穴
3分钟

一手微握拳，另一手摊开虚扶，用拇指点按此穴，双手交替，同时可配合颈椎的左右旋转运动。该法对缓解颈椎运动受限作用良好。

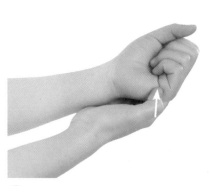

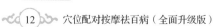

步骤三
拿揉肩井穴
3分钟

患者端坐，肩部肌肉放松。操作者站于患者后方，以拇指置肩井穴上，其余四指置肩井穴前方，行拿揉的方法。

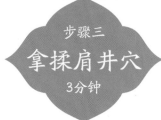

气滞血瘀型	主要症状:近期颈部有外伤史,颈痛剧烈,痛有定处,痛处拒按,刺痛,颈部僵硬,俯仰活动艰难。

配穴有理	大椎穴+肩贞穴+养老穴	理经筋,行气血

大椎穴

大椎乃颈项之门户,为督脉与手足三阳经交会穴。督脉为"阳脉之海",总领诸阳经,气血经络由此而过,针刺大椎穴可振奋督脉之阳气,使气旺血行,从而改善颈项部的血液循环,缓解局部神经血管压迫。

肩贞穴

肩贞,经穴名。出《素问·气穴论》。在肩关节后下方,肩胛骨外侧缘、三角肌后缘,下层是大圆肌。临床常用以行气活血、通经络。

养老穴

养老,属手太阳经郄穴,《针灸甲乙经》卷十:"肩痛欲折,臑如拔,手不能自上下,养老主之。"《针灸大成》卷六:"主肩臂酸疼,肩欲折,臂如拔,手不能自上下,目视不明。"说明养老穴有活血通络的作用。

　　按揉大椎行身之阳气,弹拨肩贞理肩之经筋,按揉养老远端取穴以通经活络。三穴合用,可以发挥舒经筋、行气血的作用。

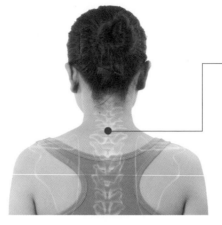

大椎穴

第7颈椎棘突下凹陷中，后正中线上。

快速取穴： 低头，颈部最凸出部位即为第7颈椎，往下的凹陷处即是。

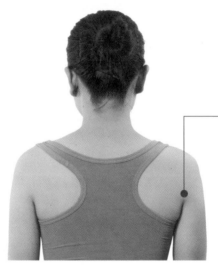

肩贞穴

在肩关节后下方，肩臂内收时，腋后纹头上1寸。

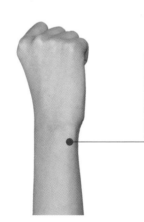

养老穴

在前臂外侧，腕背横纹上1寸，尺骨小头近端桡侧凹陷中。

简易分步按摩法

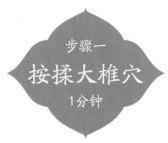

步骤一
按揉大椎穴
1分钟

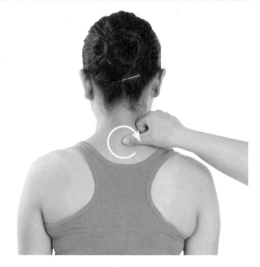

以拇指指腹部按于第7颈椎棘突下部位，横向拨动时觉手下有经筋拨动感；行拇指按揉法，然后在大椎穴两侧也做相应按揉法。

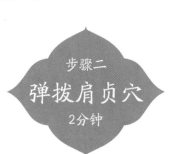

步骤二
弹拨肩贞穴
2分钟

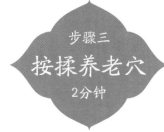

步骤三
按揉养老穴
2分钟

以拇指指腹置于肩贞穴处，稍用力按压后，做与肌纤维垂直方向的横向拨动，以患者能耐受之酸痛为度。两侧交替弹拨，共2分钟。

以一手拇指和食指（或中指）环住另一手手腕，用食指（或中指）指腹按揉养老穴，以患者酸胀为度。双侧交替进行，共2分钟。

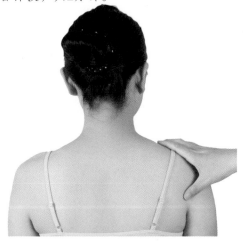

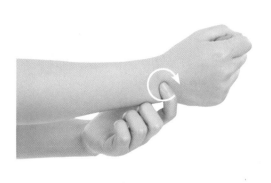

肩周炎

肩周炎是以肩部逐渐产生疼痛，夜间为甚，肩关节活动功能受限而且日益加重，达到某种程度后逐渐缓解，直至最后完全复原为主要表现的肩关节囊及其周围韧带、肌腱和滑囊的慢性特异性炎症。肩周炎的复原主要表现在肩部疼痛的缓解，多遗留有功能障碍。本病的好发年龄在 50 岁左右，女性发病率略高于男性。

感受风寒是诱发肩周炎的常见因素。人过中年阳气虚弱，正气渐损，肝肾不足，气血虚弱，营卫失调，以致筋脉肌肉失去濡养，遇有风寒外袭，遂发为肩周疼痛；或因外部损伤，以致血离经脉，气滞血瘀疼痛明显。

气滞血瘀型	主要症状：肩部疼痛，呈胀痛或刺痛，痛势剧烈，入夜更甚，甚至夜间难眠，痛处不移、拒按，多牵拉上肢、颈背部，情志刺激则症状加重，肩部可有肿胀，舌质紫暗或有瘀斑瘀点，脉细涩。

配穴有理	肩髎穴 + 肩贞穴 + 阳陵泉穴	行气活血，舒筋通络

肩髎穴

肩髎穴是手少阳三焦经经脉气血输注于肩臂部之要穴，其脉循行分布于上肢外侧，取之可疏通肩臂部经脉而镇痛。

肩贞穴

肩贞穴位于三角肌后缘、冈下肌和小圆肌外下缘及肱三头肌长头外侧缘之间。刺激此穴位可以缓解肩关节的疼痛和肌肉粘连，改善患者肩关节的功能活动范围。

阳陵泉穴

《针灸大成》引《难经》曰："筋会阳陵泉。"阳陵泉是足少阳胆经的合穴，又是筋之会穴。足少阳经循行路线过肩，根据上病下取的原则，选筋之会穴阳陵泉。

取肩周近端之肩髎、肩贞，以行气活血；远道之阳陵泉，以舒松挛急之经筋。诸穴共同针对气滞血瘀型肩周炎之疼痛明显、活动受限的症状。

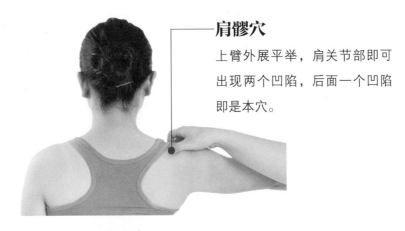

肩髎穴

上臂外展平举，肩关节部即可
出现两个凹陷，后面一个凹陷
即是本穴。

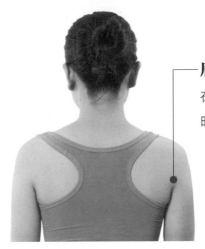

肩贞穴

在肩关节后下方，肩臂内收
时，腋后纹头上1寸。

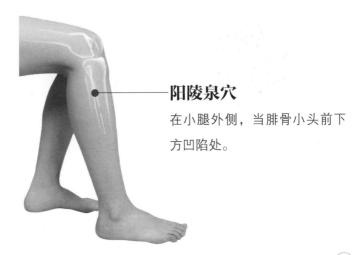

阳陵泉穴

在小腿外侧，当腓骨小头前下
方凹陷处。

简易分步按摩法

步骤一
点按、按揉
肩髎穴
3分钟

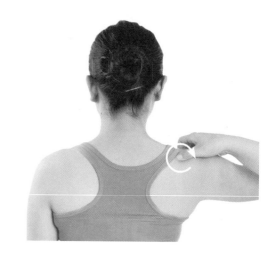

患者坐位，操作者以拇指指端置于其患侧肩髎穴处，先行点按手法刺激；然后继之以按揉法。

步骤二
指拨、按揉
肩贞穴
3分钟

步骤三
按揉阳陵泉穴
4分钟

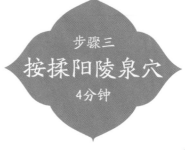

患者坐位，操作者以拇指指端置于其患侧肩贞穴处，先行横向指拨法刺激；然后继之以按揉法。

患者坐位，以拇指指端置于阳陵泉穴处，缓缓行按揉法刺激。双侧交替进行。

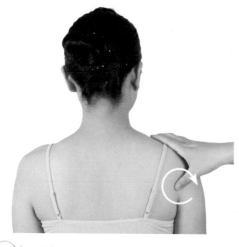

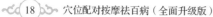

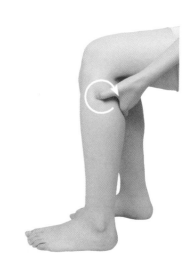

风寒湿痹型

主要症状：肩部疼痛，疼痛牵扯肩胛、背部、上臂、颈项，并有拘急感，天冷或受凉疼痛加重，得热疼痛减轻，肩部活动受限，压痛明显，舌淡，苔薄白，脉浮或紧或沉细。多由汗出当风、贪凉着寒、久受风寒所致。

配穴有理　　**肩髃穴＋肩髎穴＋天宗穴**　　疏风通络，散寒止痛

肩髃穴

肩髃穴为治疗上肢偏枯、偏痛的常用腧穴，有疏散经络风湿、清泻阳明气火、通利关节、祛邪解热的作用。

肩髎穴

肩髎穴是手少阳三焦经经脉气血输注于肩臂部之要穴，其脉循行分布于上肢外侧，取之可疏通肩臂部经脉而镇痛。

天宗穴

天宗穴为手太阳小肠经穴，刺激天宗穴具有舒通太阳经经气、祛风散寒、调和营卫、宣通气血而达到痹除痛止的作用。还可以解除肌肉痉挛，帮助松解粘连，促进肢体功能的恢复。

　　肩周炎的治疗宜温通经络、行气活血止痛，根据病变及经络循行采用局部穴位。肩周炎治疗选取的穴位和穴组多集中在手足阳明经上，局部取穴是针灸治疗肩周炎最重要的取穴方法，而肩髃穴作为手阳明大肠经穴，是应用于肩周炎最多的穴位。

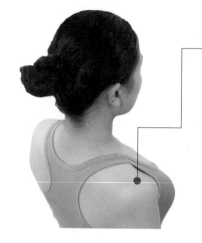

肩髃穴

将上臂外展平举，肩关节部即可呈现出两个凹陷，前面一个凹陷即为此穴。

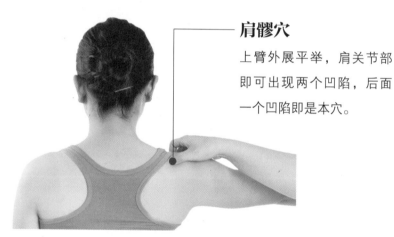

肩髎穴

上臂外展平举，肩关节部即可出现两个凹陷，后面一个凹陷即是本穴。

天宗穴

正坐或俯伏位，在肩胛冈下缘与肩胛骨下角之间连线上，当上、中1/3交点，与第4胸椎棘突下间平齐。

快速取穴：以对侧手，由颈下过肩，手伸向肩胛骨处，中指指腹所在处即为天宗穴。

简易分步按摩法

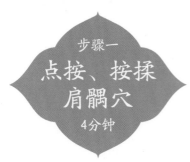

步骤一
点按、按揉
肩髃穴
4分钟

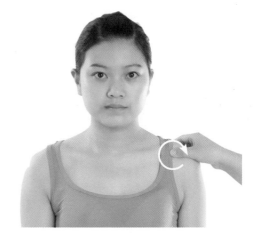

患者坐位，操作者以拇指指端置于其肩髃穴处，先行点按手法刺激，然后继之以按揉法。双侧交替进行。

步骤二
点按、按揉
肩髎穴
4分钟

患者坐位，操作者以拇指指端置于其肩髎穴处，先行点按手法刺激，然后继之以按揉法。双侧交替进行。

步骤三
指拨、按揉
天宗穴
4分钟

患者俯卧位或坐位，操作者以拇指指端置于其天宗穴处，先行横向指拨法刺激，然后继之以按揉法。双侧交替进行。

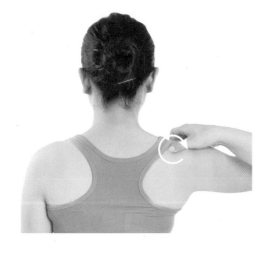

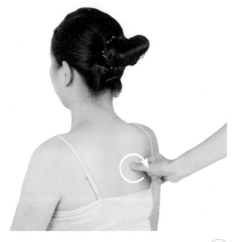

落枕

落枕或称"失枕"，是一种常见病，好发于青壮年，以冬春季多见。落枕的常见发病经过是入睡前并无任何症状，晨起后却感到项背部明显酸痛，颈部活动受限。多数患者可回想到昨夜睡眠位置欠佳。由于疼痛，使颈项活动不利，不能自由旋转，严重者俯仰也有困难，甚至头部强直于异常位置，使头偏向病侧。检查时颈部肌肉有触痛，浅层肌肉有痉挛、僵硬，触之有"条索感"。本病在中医学属"经筋受损"范畴，因此治疗以理筋通络之法为主。

配穴有理	天柱穴+肩中俞穴+手三里穴	调理肌筋

天柱穴	肩中俞穴	手三里穴
《穴名释义》载：人体以头为天，颈项犹擎天之柱，穴在项部方肌起始部，天柱骨之两旁，故名天柱。穴名释义：天，指上部，人体头部；柱，楹意，指支柱，喻人体之颈项。由于落枕常影响人体之斜方肌，因此取该穴治疗是一种肌肉起止点取穴法。	肩中俞穴下为斜方肌筋膜、斜方肌、肩胛提肌、小菱形肌。手法力度以作用到斜方肌、小菱形肌组织层次为好。	此穴为手阳明大肠经脉气所发之处，且脉气较深，穴感很强，其疏通经络、消肿止痛的作用强，故可治疗手阳明经的各种疾患；由于此穴通泻的作用强，具有清泻阳明经郁热、化痰散结的作用。取该穴治疗落枕是一种远道取穴法。

经脉所过，主治所及。取天柱、肩中俞以调理颈肩部肌筋，手三里远道取穴以助解痉止痛。

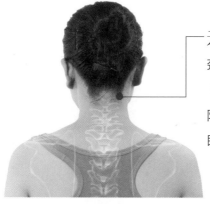

天柱穴

颈项处有一块突起的肌肉（斜方肌），此肌肉外侧凹陷处，后发际正中旁开1.3寸即是此穴。

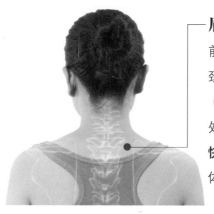

肩中俞穴

前倾坐位或俯伏位，在第7颈椎棘突下大椎穴（督脉）（定位见第14页）旁开2寸处取穴。

快速取穴：后颈部最凸出椎体旁开3横指处。

手三里穴

在前臂背面桡侧，在阳溪穴与曲池穴连线上，肘横纹下2寸（约三横指）处。

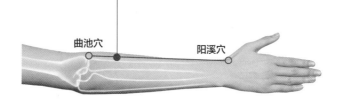

曲池穴　　　　　阳溪穴

简易分步按摩法

步骤一
按揉天柱穴
4分钟

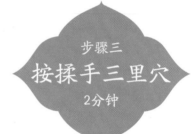

患者坐位，双手抱头状，两手拇指按揉天柱2分钟；然后以拇指、食指指腹分别置于双侧天柱穴，行拿捏法（2分钟）；手法操作的同时，可以嘱患者做颈椎屈伸、旋转运动，有助于改善运动功能。

步骤二
按揉肩中俞穴
2分钟

步骤三
按揉手三里穴
2分钟

患者坐位，操作者双手拇指同时按压肩中俞（2分钟）；或患者坐位，操作者拇指按揉一侧肩中俞穴，双侧交替进行（4分钟）。

患者坐位，一手向胸前屈肘，另一手拇指按揉手三里，酸胀为度。双侧交替进行，共2分钟。

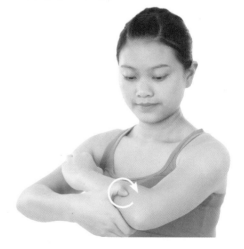

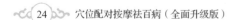

鼠标手

（腕管综合征）

　　腕管综合征系腕管内压力增高，正中神经受压引起拇、食、中指麻木、疼痛、感觉异常和功能障碍的一组症候，多由腕骨病变、腕横韧带增厚损伤等引起腕管内容物肿胀、粘连，使腕管容积相对缩小，挤压腕管内肌腱及正中神经而致。

　　该病属中医"痹证"范畴之"寒痹"，寒主收引，寒凝经脉而气血瘀阻，不通则痛。气血运行不畅，筋骨肌肉失去濡养，故见手指麻木、肌肉萎缩。

配穴有理	阳池穴＋大陵穴+内关穴	舒筋通络，温经散寒

阳池穴

阳池穴为手少阳三焦经原穴，具有激发推动原气、调整十二经气运行的作用，使经通络和，麻痛自消。其深处紧邻正中神经干，刺激阳池以"疏经通络，化瘀止痛"，可缓解腕管综合征患者的诸多症状。

大陵穴

《针灸甲乙经》载："两手挛不收伸，及腋偏枯不仁……大陵主之。"大陵穴下有正中神经通过，按揉大陵穴可改善局部血供，消除局部炎症及粘连，从而降低腕管内压力，解除压迫，消除症状。

内关穴

内关穴、大陵穴二穴位于掌长肌腱与桡侧腕屈肌腱之间，布有正中神经掌支，深层为正中神经本干。故此两穴可治疗正中神经损伤病症。

　　三穴相配，可以舒筋通络、温经散寒，改善局部血供，从而有效地降低腕管内压，缓解神经压迫，促进神经功能的恢复。

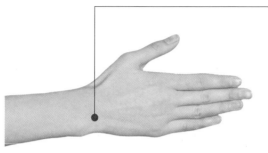

阳池穴

俯掌，于第3、第4掌骨间直上与腕横纹交点处的凹陷中。

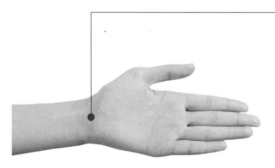

大陵穴

在腕掌横纹的中点处，当掌长肌腱与桡侧腕屈肌腱（两条索状筋）之间。

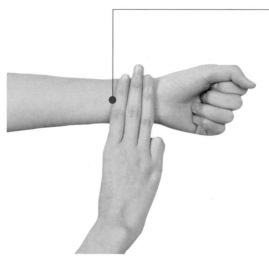

内关穴

在前臂掌侧，当曲泽与大陵的连线上，腕横纹上2寸（约三横指），掌长肌腱与桡侧腕屈肌腱之间（即两条索状筋之间）。

简易分步按摩法

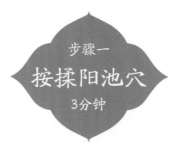

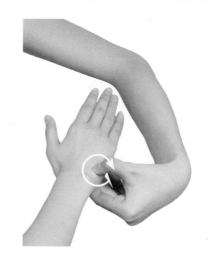

步骤一
按揉阳池穴
3分钟

　　患者坐位，行自我按摩法，以健侧拇指指端置于患侧阳池穴，行按揉法操作。

步骤二
按揉大陵穴
3分钟

　　患者坐位，行自我按摩法，以健侧拇指指端置于患侧大陵穴，行按揉法操作。

步骤三
按揉内关穴
3分钟

　　患者坐位，行自我按摩法，以健侧拇指指端置于患侧内关穴，行按揉法操作。

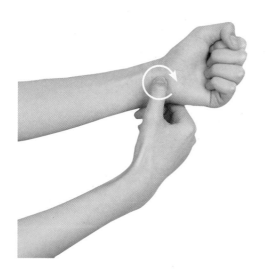

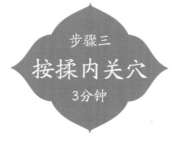

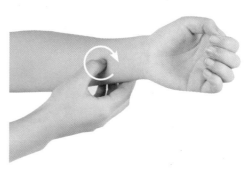

网球肘

网球肘为常见的慢性损伤性肘部疾患，好发于前臂劳动强度较大的工作者，多见于中老年人。现代医学认为，本病的发生是由于肘关节长期慢性劳损导致局部无菌性炎症，刺激、压迫神经末梢和阻碍局部血液循环，引起局部代谢障碍所致。本病属于中医"肘劳""肘痛"或"痹证"范畴，主要是由于肘部劳损，以致局部气血瘀滞，脉络受阻，经气运行不畅；或因风寒湿邪客于肘部，以致气血凝滞，筋脉失和，不通则痛。

血瘀筋脉型	主要症状：肘部肿痛或刺痛拒按，提物无力，活动及夜间疼痛加重，舌质暗红，脉弦涩。

配穴有理	合谷穴 + 太冲穴 + 阿是穴	活血化瘀，通络止痛

合谷穴

网球肘病位位于手阳明大肠经经脉和经筋的循行路线上。合谷穴位于上部，主气，本着"经脉所过，主治所及"的原则，合谷可以治疗阳明经经脉循行路线上的所有病症。

太冲穴

本穴属足厥阴肝经，位于人体下部，主血；肝主筋，筋得血养才能发挥其正常功能。

阿是穴

阿是穴是主要的病理变化反应点，依据邻近取穴的原则，刺激该穴能祛瘀活血、通调经络、散寒止痛。

合谷穴和太冲穴分别为手阳明大肠经和足厥阴肝经原穴。合谷穴与太冲穴相伍，一上一下，升降相因，气血相济，可以调畅经脉气血、舒筋活络、通利关节，从而达到通则不痛之效。而网球肘的压痛点一般在肱骨外上髁，故取阿是穴可达局部止痛之效。

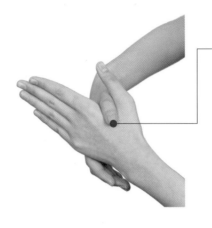

合谷穴

在手背，第1、第2掌骨间，当第2掌骨桡侧的中点处。

快速取穴： 1.拇指、食指并拢，于最高点取之。

2.以一手拇指指关节横纹，放在另一手的拇指、食指之间的指蹼缘上，屈指当拇指尖尽处即为此穴。

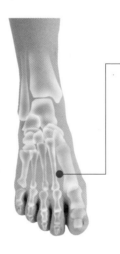

太冲穴

位于足背，第1、第2跖骨间，跖骨结合部前方凹陷处。

快速取穴： 沿第1、第2趾间横纹向足背上推，感觉到有一凹陷处即是。

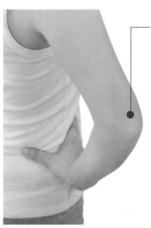

阿是穴

取穴方法就是以痛为腧，即人们常说的"有痛便是穴"。

简易分步按摩法

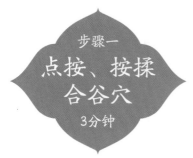

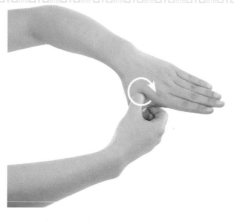

步骤一
点按、按揉
合谷穴
3分钟

患者坐位，行自我按摩法。以一手拇指指腹置于患侧合谷穴处，行点按手法刺激，然后继之以按揉法操作。

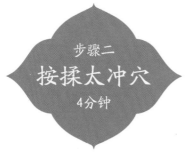

步骤二
按揉太冲穴
4分钟

患者坐于床上，行自我按摩法。以一手拇指指端置于对侧肢体太冲穴，行按揉法刺激，双侧交替，共4分钟。

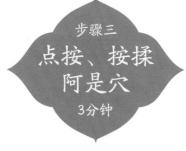

步骤三
点按、按揉
阿是穴
3分钟

患者坐位，行自我按摩法。以一手拇指指端置于患侧阿是穴，行点按手法刺激，然后继之以按揉法操作。

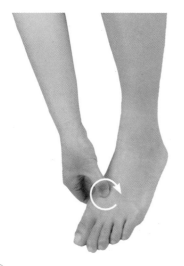

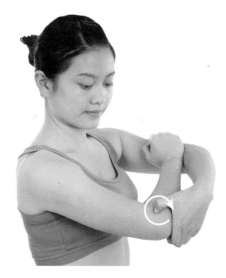

风湿痹阻型

主要症状：肘部疼痛，屈伸不利，肢体困重，苔白腻，脉濡。

配穴有理　　曲池穴＋合谷穴＋肘髎穴　　祛风除湿，舒筋通络

曲池穴	合谷穴	肘髎穴
曲池穴为手阳明大肠经合穴，是本经母穴，"虚则补其母"以补益卫气。《玉龙歌》云："两肘拘挛筋骨连，艰难动作欠安然，只将曲池针泻动"，阐述了曲池穴的作用。	肱骨外上髁为手阳明大肠经所过之处。合谷为手阳明经原穴，对外邪侵袭，气血运行阻滞所致的疼痛，有疏通经脉之效。	肘髎穴属局部取穴，主治肘臂酸痛、麻木、挛急，可舒筋通络，从而使肘痛得以祛除。

曲池穴、合谷穴、肘髎穴为多气多血的手阳明经穴，以加强行气活血、通经疏络之功。

定位有方

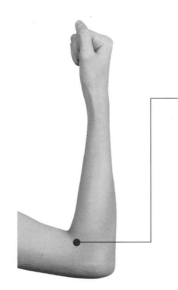

曲池穴

屈肘成直角，当肘弯横纹尽头处。

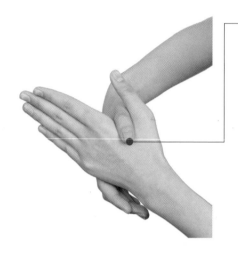

合谷穴

在手背，第1、第2掌骨间，当第2掌骨桡侧的中点处。

快速取穴：1.拇指、食指并拢，于最高点取之。

2.以一手拇指指关节横纹，放在另一手的拇指、食指之间的指蹼缘上，屈指当拇指尖尽处即为此穴。

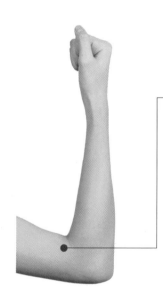

肘髎穴

屈肘，在曲池穴（第31页）上方1寸，肱骨边缘处。

简易分步按摩法

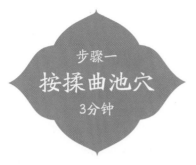

步骤一
按揉曲池穴
3分钟

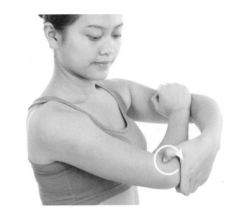

　　患者坐位，行自我按摩法。以一手拇指指端置于患侧曲池穴，行按揉法。

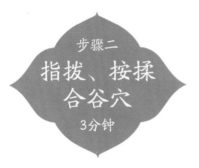

步骤二
指拨、按揉合谷穴
3分钟

步骤三
按揉肘髎穴
3分钟

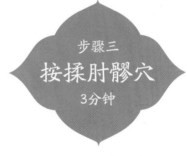

　　患者坐位，行自我按摩法。以一手拇指指端置于患侧曲池穴，行指拨法、按揉法。

　　患者坐位，行自我按摩法。以拇指指端置于其肘髎穴处，行按揉法。

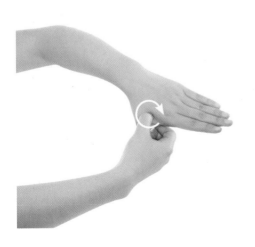

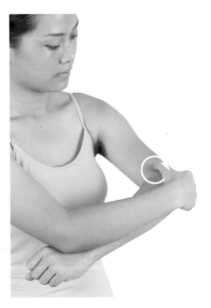

膝关节炎

膝关节炎是一种以退行性病理改变为基础的疾患。多见于中老年人，其症状多表现为膝盖红肿痛、上下楼梯痛、坐起立行时膝部酸痛不适等。有的患者表现为膝部肿胀、弹响、积液等，如不及时治疗，则会引起关节畸形。临床上以风寒湿痹型和肝肾亏虚型较常见。

风寒湿痹型	主要症状：膝关节、肌肉疼痛酸楚，痛处游走或固定不移，舌质淡，舌苔薄白，脉弦紧。

配穴有理	鹤顶穴+阳陵泉穴+膝眼穴	疏风散寒，舒筋通络

鹤顶穴	阳陵泉穴	膝眼穴
鹤顶穴为经外奇穴，用以舒筋通络、消肿止痛。	阳陵泉穴为足少阳胆经经穴，又为八脉交会之筋会穴，可舒筋活络、疏利关节。	膝眼穴具有通经活络、疏风散寒、理气消肿、柔筋骨、利关节的作用，是治疗膝疾之常用穴。

取穴以膝关节局部穴位为主，通过松解膝关节周围软组织粘连，促进局部炎症物质吸收。诸穴共用，疏风散寒、舒筋通络，宣散膝部经络之气血，使瘀滞之气血滑利往来。手法治疗可以双侧交替进行，以起到防病治病的作用。

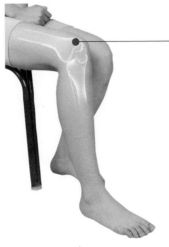

鹤顶穴

先确定髌底，髌底中点上方凹陷处。

快速取穴： 正坐垂足，膝部正中骨头上缘正中凹陷处。

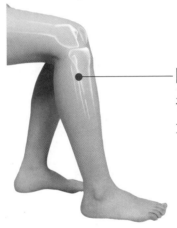

阳陵泉穴

在小腿外侧，腓骨小头前下方凹陷处。

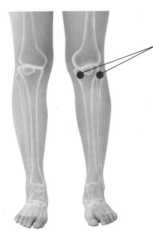

膝眼穴

屈膝，在髌韧带两侧凹陷处，分内膝眼、外膝眼（外膝眼属足阳明胃经，又名犊鼻穴），共两穴。

简易分步按摩法

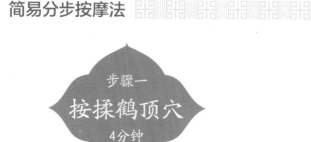

步骤一
按揉鹤顶穴
4分钟

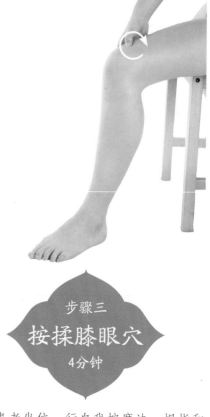

患者坐位，行自我按摩法。以一手拇指指端置于鹤顶穴，缓缓行按揉法。双侧交替进行。

步骤二
按揉阳陵泉穴
4分钟

患者坐位，行自我按摩法。以一手拇指指端置于阳陵泉穴，缓缓行按揉法。双侧交替进行。

步骤三
按揉膝眼穴
4分钟

患者坐位，行自我按摩法。拇指和食指分别按在内膝眼、外膝眼处缓缓按揉。双侧交替进行。

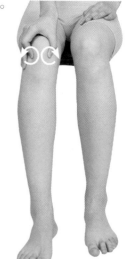

肝肾亏虚型

主要症状：痹证日久不愈，关节屈伸不利，肌肉瘦削，腰膝酸软，舌质淡红，舌苔薄白或少津，脉沉细弱或细数。

| 配穴有理 | 血海穴+足三里穴+悬钟穴 | 疏风散寒，舒筋通络 |

血海穴

血海穴有益气活血、通经活络的功效。血海者，是心生血、肝藏血、肾助血，肾之阴谷，肝之曲泉，脾之血海、阴陵泉皆生潮之处，三阴并行，通血之要路。

足三里穴

足三里穴为胃经合穴，能健脾胃、补气养血、利下肢、祛风通络、解痉止痛，善治下肢痿痹。

悬钟穴

悬钟穴为足少阳胆经之要穴，为足三阳之大络。《针灸大成》曰：主治筋骨挛痛，足不收，颈项强，心中咳逆。

　　股四头肌萎缩，肌力下降在膝关节炎发病中有重要作用。因此，恢复萎缩的股四头肌，缓解痉挛，对本病的预后极为重要。健康锻炼是很好的方法。需要注意疼痛发作期宜减少大幅关节运动，可量力做静力收缩锻炼；症状缓解期可以行关节活动锻炼，以促进康复。

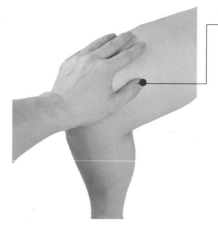

血海穴

在大腿内侧，髌底内侧端上2寸，当股四头肌内侧头的隆起处。

快速取穴： 屈膝90°，手掌伏于膝盖上，拇指与其他四指约呈45°，拇指指尖处即为此穴。

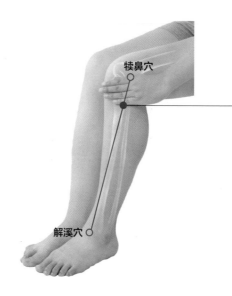

犊鼻穴

解溪穴

足三里穴

在小腿外侧，犊鼻穴下3寸（约四横指），犊鼻穴（外膝眼穴）与解溪穴连线上。

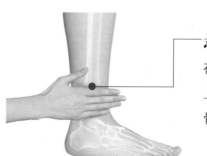

悬钟穴

在小腿外侧，当外踝尖上3寸（约四横指），腓骨前缘。

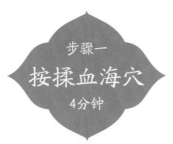

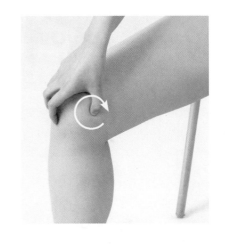

步骤一

按揉血海穴

4分钟

患者坐位。操作者以拇指指端置于其血海穴处，行按揉法。双侧交替进行，共4分钟。

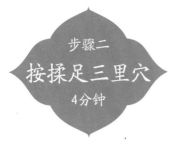

步骤二

按揉足三里穴

4分钟

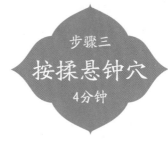

步骤三

按揉悬钟穴

4分钟

患者坐位，行自我按摩法。以拇指指端置于其足三里穴处，行按揉法。双侧交替进行，共4分钟。

患者坐位，行自我按摩法。以拇指指端置于其悬钟穴处，行按揉法。双侧交替进行，共4分钟。

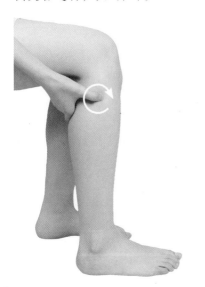

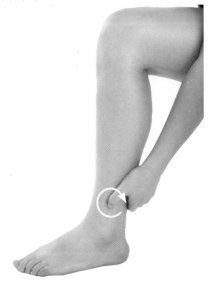

腰椎间盘突出

　　腰椎间盘突出主要症状为腰痛和坐骨神经痛。腰痛多局限于下腰部、腰骶部。坐骨神经痛常为单侧，并沿患侧大腿后侧向下放射至小腿外、足跟或足背外侧。咳嗽、喷嚏、用力排便时，均可加重疼痛，行走、弯腰、伸膝起坐时牵拉神经根也使疼痛加剧。中医学分型主要包括气滞血瘀型、肝肾亏损型。

气滞血瘀型	主要症状：一般有明显外伤史，可见腰部至大腿疼痛、麻木，舌质暗紫，或有瘀斑，舌苔薄白或薄黄，脉弦紧或沉涩。

配穴有理	环跳穴+委中穴+承山穴	活血化瘀，解痉止痛

环跳穴

环跳穴为足少阳胆经、足太阳膀胱经之交会穴，具有祛风化湿、强健腰膝的功能，可治疗坐骨神经痛、下肢麻痹、脑血管病后遗症、腰腿痛、髋关节及周围软组织疾病等。

委中穴

足太阳膀胱经夹脊抵腰络肾，又有"腰背委中求"之说。委中穴是足太阳膀胱经的下合穴，《灵枢》载："合治内腑"，六腑的病证可取其相应的下合穴进行治疗，故以委中疏调经气、调和气血。

承山穴

承山穴属足太阳膀胱经，其下布有腓肠肌内侧皮神经，深层为胫神经，具有理气止痛、舒筋活络的作用。常配环跳穴、阳陵泉穴等主治下肢痿痹。

　　目前治疗此病多以足太阳膀胱经、足少阳胆经、足少阴肾经、督脉经穴为主，如局部阿是穴，膀胱经肾俞穴、大肠俞穴、委中穴等，胆经环跳穴、风市穴、阳陵泉穴等，肾经太溪穴及督脉腰俞穴、命门穴等。以环跳穴、委中穴、承山穴相配，有针对坐骨神经进行治疗，缓解腰腿痛的作用。

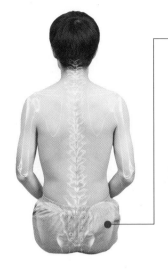

环跳穴

在股骨大转子最高点与骶骨裂孔的连线上，外1/3与中1/3的交点处。

快速取穴：取侧卧位，伸直下腿，屈上腿，以拇指关节横纹按在股骨大转子上，拇指指脊柱，当拇指尖处即为此穴。

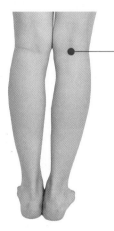

委中穴

位于腘横纹中点，当股二头肌肌腱与半腱肌肌腱的中间。

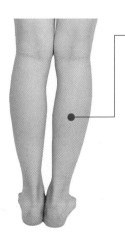

承山穴

位于小腿后面正中，委中穴与昆仑穴之间。

快速取穴：当伸直小腿或足跟上提时，腓肠肌肌腹下出现的尖角凹陷处（即人字纹下方凹陷处）即是。

步骤一
按揉环跳穴
3分钟

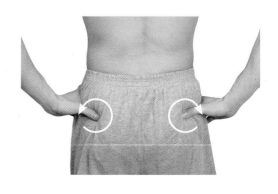

患者可在环跳穴做拇指按揉法。也可以由他人双手拇指相叠，行按揉法，以增加对穴位的刺激力度。双侧交替进行，手下有"筋结"感效果更佳。

步骤二
按揉委中穴
2分钟

步骤三
按揉承山穴
4分钟

操作者于患者委中穴行拇指按揉法，也可双手拇指叠加以增加刺激力度。按揉委中穴的同时，也可以将小腿屈曲，进行下肢的内旋、外旋运动。

患者俯卧，操作者于承山穴行拇指按揉法。双侧交替进行，患者觉酸胀为度，共4分钟。

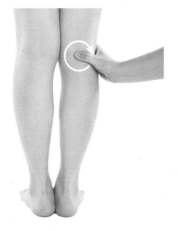

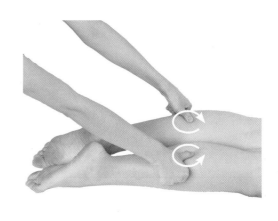

肝肾亏损型	主要症状：可见腰腿及四肢酸痛，缠绵不愈，劳累后更甚，肢体麻木、有冷感，舌质淡，脉沉细。

配穴有理	太溪穴+肾俞穴+气海俞穴	培补肾元，补益肝肾

太溪穴

太溪穴是足少阴肾经的常用腧穴之一，其下有胫后动、静脉分布；布有小腿内侧皮神经、胫神经。主治肾虚证、阴虚证、肺系疾患、腰脊痛及下肢厥冷、内踝肿痛、消渴、小便频数、便秘。

肾俞穴

肾俞有补肾壮骨作用，肾气充沛则腰部软组织易于修复。肾俞能补肾填髓，髓满则骨自健，从而达到治疗目的。

气海俞穴

气海俞具有调和气血、强壮腰脊的作用，在腰背筋膜，最长肌和髂肋肌之间。现代常用于治疗腰骶神经根炎、腰肌劳损、下肢瘫痪、痛经、性功能障碍等。

　　因肝肾亏损、感受外邪、慢性劳损等致经络不调、气血瘀滞而发病，多累及督脉和循行于腿部的经脉等。选取腰椎局部的肾俞穴、气海俞穴，可固肾强腰、疏经通络、行气止痛，达到"通则不痛"的治疗目的。

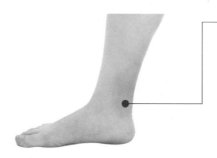

太溪穴

位于足内侧，内踝后方，在内踝尖与跟腱之间的凹陷处。

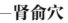

肾俞穴

第2腰椎棘突下，旁开1.5寸。

快速取穴： 肚脐水平线与脊柱相交椎体处，其下缘旁开约两横指。

气海俞穴

第3腰椎棘突下，旁开1.5寸。

快速取穴： 肚脐水平线与脊柱相交椎体处，向下推一个椎体，其下缘旁开约两横指。

简易分步按摩法

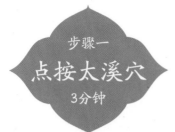

步骤一
点按太溪穴
3分钟

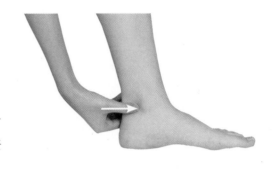

　　患者坐位，行自我按摩法。以一手拇指指端点按太溪穴。双侧交替。点按后也可继之以揉法。

步骤二
按揉肾俞穴
2分钟

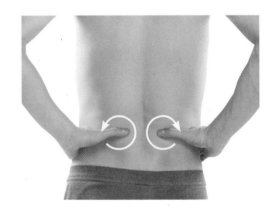

　　患者站位，行自我按摩法。以双手拇指分别置于双侧肾俞穴，双侧一起行按揉法。缓缓按揉，共2分钟。由他人操作更方便。

步骤三
按揉气海俞穴
3分钟

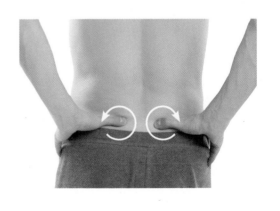

　　接上势按揉肾俞后，以双手拇指分别置于双侧气海俞，双侧一起行按揉法。缓缓按揉，共2分钟。然后可以双掌擦后腰1分钟。由他人操作更方便。

腰肌劳损

慢性腰肌劳损又称"腰背肌筋膜炎""功能性腰痛"等。主要指腰骶部肌肉、筋膜、韧带等软组织的慢性损伤，导致局部无菌性炎症，从而引起腰骶部一侧或两侧的弥漫性疼痛，是慢性腰腿痛中常见的疾病之一，常与职业和工作环境有一定关系。患者日常生活也要注意，尽可能不要穿带跟的鞋，避免症状加重；进行康复锻炼，最好睡硬板床。腰肌劳损在中医学中属"腰痛""痹证"的范畴。中医学认为腰肌劳损多因劳累损及筋骨，致气滞血瘀；或肝肾不足，筋失所养而致腰痛。

肝肾不足型	主要症状：除腰肌劳损的局部症状外，还可见头晕、耳鸣、目干涩、眼花、心悸失眠、多梦易惊、手足心发热、心胸烦热、舌红、脉细等症。

配穴有理	肝俞穴+肾俞穴+太溪穴	补肝肾，强筋骨

肝俞穴	肾俞穴	太溪穴
肝，肝脏；俞，输注；本穴为肝之背俞穴，故名。本穴归属于足太阳膀胱经，为足太阳膀胱经循行路线上位于背部的背俞穴之一。背俞穴适用于治疗相应的脏腑病证及有关的组织器官病证，也可治疗脊背疼痛等局部病证。	肾，肾脏也。俞，输也。肾俞命名：意指肾脏的寒湿水气由此外输膀胱经。此穴在腰背筋膜，最长肌和髂肋肌之间，可以有效缓解腰肌劳损。	太溪穴是足少阴肾经的常用腧穴之一，为肾经原穴。原，本源、根源也。太溪主治肾虚证、阴虚证、肺系疾患、腰脊痛及下肢厥冷、内踝肿痛、消渴等。

　　取肝俞穴、肾俞穴、太溪穴以补养肝肾不足之气，肝肾经气充足，则筋骨强健，劳损之痹痛可除。

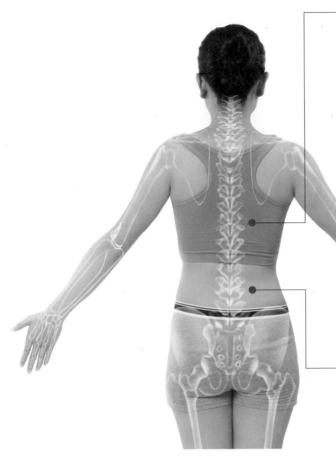

肝俞穴

当第9胸椎棘突下，旁开1.5寸（约两横指）。俯卧位或俯伏坐位，先找到背部取穴标志：两肩胛骨下缘连线中点——第7胸椎，再向下数至第9胸椎。

肾俞穴

第2腰椎棘突下，旁开1.5寸。

快速取穴：肚脐水平线与脊柱相交椎体处，其下缘旁开约两横指。

太溪穴

位于足内侧，内踝后方，在内踝尖与跟腱之间的凹陷处。

步骤一

指拨、按揉
肝俞穴
3分钟

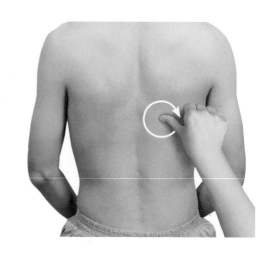

定位后，以拇指于一侧肝俞穴行指拨法1分钟，然后行按揉法以缓解指拨法引起的疼痛。一侧操作结束后，交替另一侧操作。共3分钟。

步骤二

按揉肾俞穴
2分钟

步骤三

点按太溪穴
3分钟

患者站位，行自我按摩法。以双手拇指指端分别置于双侧肾俞穴，双侧一起行按揉法。缓缓按揉，共2分钟。由他人操作更方便。

患者坐位，膝部微屈放松，以一手拇指指端点按太溪穴，双侧交替。点按后也可继之以揉法。

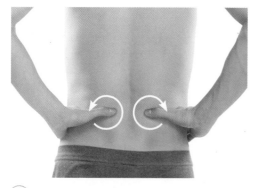

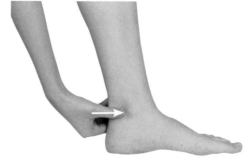

肾阳亏虚型

主要症状：除腰肌劳损的局部症状外，还可见神疲乏力、精神不振、畏寒怕冷、四肢发凉、腰背冷痛、小便清长、余沥不尽、尿少或夜尿频多、听力下降或耳鸣等。

配穴有理　**腰阳关穴+肾俞穴+关元俞穴**　温补肾阳

腰阳关穴

腰阳关穴属督脉，位居腰背。督脉为人体的"阳脉之海"，关乎一身阳气之所在，而腰阳关穴寓意为阳气的至关重要之处，是人体阳气到达命门穴所必须经过的关隘。故此穴具有通利关节、温肾壮阳、强壮筋骨、止痹祛痛的功效。

肾俞穴

肾俞穴是足太阳膀胱经的常用腧穴之一，主治腰痛、生殖泌尿系疾患、耳鸣、耳聋。每天坚持按揉此穴，具有滋阴壮阳、补肾健腰的作用。

关元俞穴

俞，输也。关元俞名意指小腹内部的湿热水气由此外输膀胱经。本穴物质为来自小腹内部的湿热水气，所对应的部位为脐下的关元穴，故名关元俞。

除按摩以上腧穴外，也可以进行腰背部膀胱经、督脉以及腰骶部的擦法，以增加温补肾阳的作用。

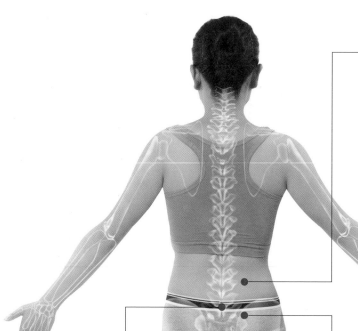

肾俞穴

第2腰椎棘突下，旁开1.5寸。

快速取穴： 肚脐水平线与脊柱相交椎体处，其下缘旁开约两横指。

腰阳关穴

在腰部，当后正中线上，第4腰椎棘突下凹陷中。

快速取穴： 两侧髂前上棘连线与脊柱交点处，可触及一凹陷处，即为此穴。

关元俞穴

位于身体骶部，当第5腰椎棘突下，左右旁开1.5寸。

快速取穴： 两侧髂棘连线与脊柱交点，往下推一个椎体，旁开约两横指处即是。

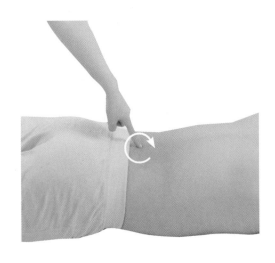

步骤一
指拨、按揉
腰阳关穴
2分钟

定位后，食指（或拇指）指端置于腰阳关穴处行指拨法，然后行缓缓的按揉法，共2分钟。

步骤二
按揉肾俞穴
2分钟

以双手拇指分别置于双侧肾俞穴，双侧一起行按揉法。缓缓按揉，共2分钟。由他人按揉此穴更方便操作。

步骤三
指拨、按揉
关元俞穴
4分钟

定位后，以双手拇指分别置于关元俞行拨法，以有酸胀感为度；然后行缓缓按揉法。双侧交替，共4分钟。由他人按揉此穴更方便操作。

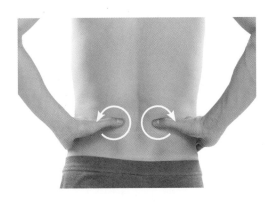

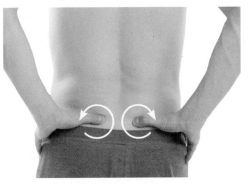

踝关节疼痛

踝关节疼痛，是指由剧烈的运动，踝关节过度跖屈、背伸、内外翻造成的关节软骨损伤。中医学认为，急性踝关节疼痛属于"筋伤"范畴。受伤后筋肉或损或断，经脉络脉随之受伤，气血互阻，血肿形成，引起疼痛、肿胀和功能障碍。

气滞血瘀型	主要症状：此型主要见于外伤所致踝关节疼痛，多见于损伤早期。症见踝关节疼痛，活动时加剧，局部明显肿胀及皮下瘀斑，关节活动受限。

配穴有理	太溪穴+昆仑穴+阳陵泉穴	行气活血，舒筋止痛

太溪穴	昆仑穴	阳陵泉穴
《针灸大成》指出，足外踝红肿，名曰穿踝风。足内踝红肿，名曰绕踝风。太溪主之。太溪穴为足少阴肾经之原穴及输穴，输主体重节痛，故刺激太溪可激发足少阴肾经之经气，疏通经络，促进气血运行而止痛。	昆仑穴有通络利节之用。昆仑穴是足太阳膀胱经经穴，膀胱经"主筋所生病"，故针刺昆仑穴可祛瘀消肿、温经散寒，有舒筋活血化瘀之功效。	阳陵泉穴为八会穴之"筋会"，故能治筋伤之病。

　　三穴合用，共同缓解踝关节之疼痛肿胀。需要注意的是，对于踝关节扭伤之急性期，不宜自行保健按摩，以免加重踝关节肿胀。

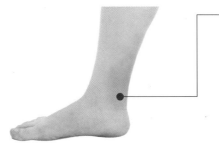

太溪穴

位于足内侧，内踝后方，在内踝尖与跟腱之间的凹陷处。

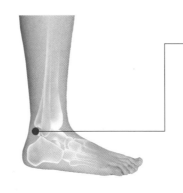

昆仑穴

在外踝后方，外踝尖与跟腱之间的凹陷处。

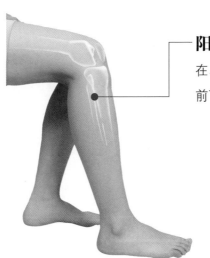

阳陵泉穴

在小腿外侧，腓骨小头前下凹陷处。

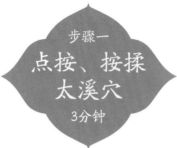

步骤一
点按、按揉 太溪穴
3分钟

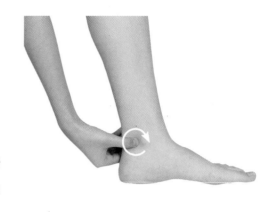

患者坐位，行自我按摩法。以拇指指端置于患侧太溪穴，行点按刺激，继之以按揉法。

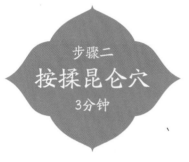

步骤二
按揉昆仑穴
3分钟

患者坐位，行自我按摩法。以拇指指端置于昆仑穴，行按揉法。

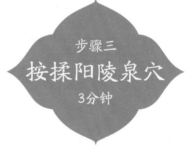

步骤三
按揉阳陵泉穴
3分钟

患者坐位，行自我按摩法。以拇指指端置于阳陵泉穴，行按揉法。

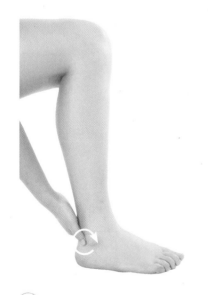

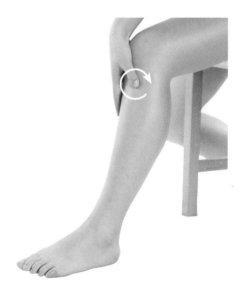

风寒湿痹型	主要症状：踝关节疼痛，痛处游走或固定不移，遇风寒疼痛加重，舌质淡，舌苔薄白，脉弦紧。

配穴有理	申脉穴+照海穴+丘墟穴	祛风散寒，通络止痛

申脉穴

《扁鹊神应针灸玉龙经》记载："治一身四肢拘挛，痛肿，麻痹疼痛。"《普济方》："治手足挛(肝、肾)。"《针灸聚英》："治脚膝屈伸难。"此穴属足太阳膀胱经，有补益阳气、疏导水湿之效。

照海穴

照海穴为足少阴肾经经穴，穴名意为肾中真阳，可光照周身，且通于阴跷脉，《难经·二十九难》："阴跷为病，阳缓而阴急。"《经络十讲》明确指出："阴跷脉的证候……下肢痉挛。"故取之可治疗踝关节局部病。

丘墟穴

刺激丘墟穴可以诱发腓骨长肌、腓骨短肌与趾长伸肌的肌力，促进肌力的恢复。

三穴合用：一则解决关节屈伸困难，增强关节活动能力；二则温通经络，使风寒湿得以消散，痹痛自除。

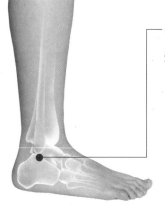

申脉穴

外踝直下方凹陷中。

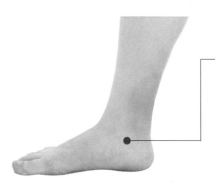

照海穴

内踝尖下1寸，内踝下缘边际凹陷中。

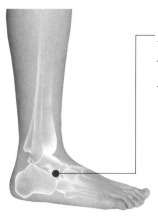

丘墟穴

位于足外踝前下方，当趾长伸肌腱的外侧凹陷处。

简易分步按摩法

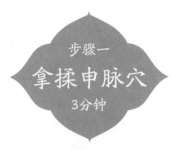

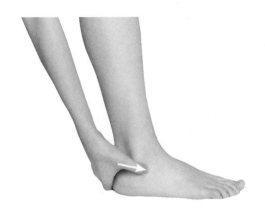

步骤一
拿揉申脉穴
3分钟

患者坐位，行自我按摩法。以同侧拇指指端抵于患侧申脉穴处，行拿揉法。

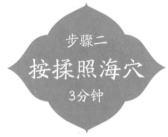

步骤二
按揉照海穴
3分钟

患者坐位，以拇指指端抵于患侧照海穴，缓缓行按揉法。

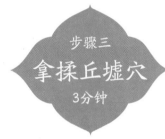

步骤三
拿揉丘墟穴
3分钟

患者坐位，行自我按摩法。以同侧拇指指端抵于患侧丘墟穴处，行拿揉法。

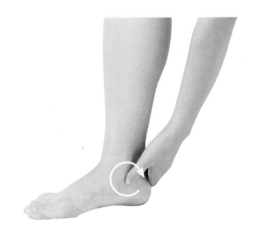

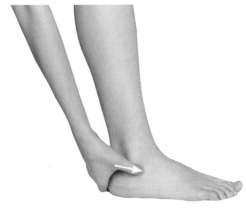

肩部肌肉劳损

肩关节长期保持一固定姿势进行工作，或长时间反复进行一系列特定动作，并受风寒湿邪侵袭，都会导致肩部肌肉劳损。肩部肌肉劳损包括肩部肌腱炎、肩关节不稳定及肩峰撞击综合征。

| 配穴有理 | 肩贞穴 + 肩井穴 + 后溪穴 | 温经通络，舒筋止痛 |

肩贞穴

肩贞穴属手太阳经，位于三角肌后缘、冈下肌和小圆肌外下缘及肱三头肌长头外侧缘之间，可疏通经脉、调和气血，从而达到止痛目的。

肩井穴

肩井穴下可见斜方肌，深层为肩胛提肌与冈上肌，布有腋神经分支，深层上方为桡神经。故刺激肩井可有疏通颈肩部经脉、行气活血之功，可兴奋肌肉、神经，通过适当的刺激可达到调整肩部功能的目的。

后溪穴

后溪穴是手太阳小肠经的输穴及八脉交会穴。《难经·六十八难》："输主体重节痛。"故后溪穴可治疗小肠经所过的头颈肩部痛证。

颈肩部劳损，常由长时间伏案学习、使用电脑或看书姿势不当、睡眠时枕头过高或过低、颈部外露受风着凉所致。肩部长时间重复同一个动作，使枕颈肩部一侧肌肉群处于过度伸展状态，局部气滞血瘀、经络受阻。因此需要消除引起劳损的病因，以防病情加重或复发。

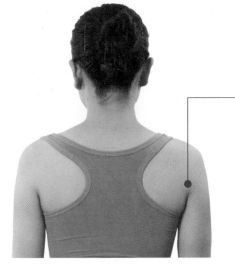

肩贞穴

在肩关节后下方，肩臂内收时，腋后纹头上1寸。

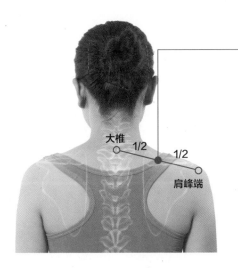

大椎

1/2

1/2

肩峰端

肩井穴

大椎（定位见第14页）与肩峰端连线的中点上，前直对乳中。

快速取穴：乳头正上方与肩线交接处。

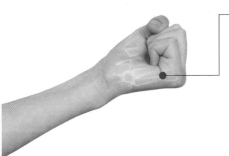

后溪穴

位于第5掌指关节尺侧后方，第5掌骨小头后缘，赤白肉际处。

简易分步按摩法

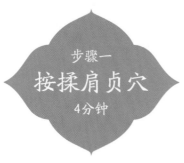

步骤一
按揉肩贞穴
4分钟

操作者以拇指指端置于患者肩贞穴处，行按揉法。双侧交替进行，共4分钟。

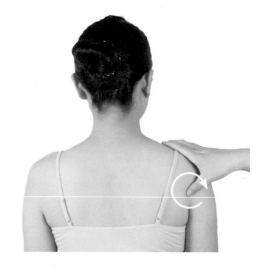

步骤二
拿肩井穴
4分钟

患者坐位。操作者以拇指指端置于患者肩井穴，行"捏而提起"的拿法。两侧交替进行，共4分钟。

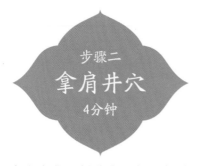

步骤三
点按、按揉
后溪穴
4分钟

患者坐位，行自我按摩法。以一手拇指指端置于对侧上肢后溪穴处，行点按手法刺激，以微微觉痛为度，可以边点按边活动患肩；然后行按揉法。双侧交替，共4分钟。

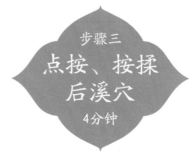

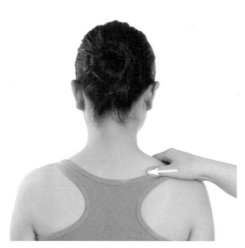

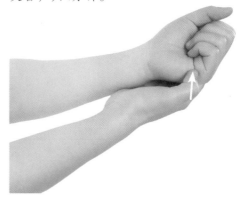

足跟痛

足跟痛指足跟一侧或两侧疼痛，不红不肿，行走不便，是由于足跟的骨质、关节、滑囊、筋膜等处病变引起的疾病。常见的病变为跖筋膜炎、足跟脂肪垫炎或萎缩、跟骨骨刺等，往往发生在久立或行走工作者。足跟疼痛临床多见于中老年人。中医学认为本病为"骨痹"，是由于肾气亏虚，风寒湿气侵袭，致使经络不通，阳虚寒凝，筋骨失于温煦，导致关节、肌肉冷痛。肾气亏虚是形成本病的重要原因，其治疗宜温经散寒、补肾壮阳、通痹止痛。

配穴有理	后溪穴+太溪穴+肾俞穴	温肾助阳，通痹止痛

后溪穴	太溪穴	肾俞穴
后溪穴为手太阳小肠经之输穴，又通督脉，按摩刺激该穴可以舒筋通络、升阳止痛。	太溪穴为足少阴肾经的输穴、原穴，输穴主体重节痛，故刺激此穴可激发肾经之经气，温补肾气、强筋壮骨。	肾俞穴为肾的背俞穴，内应肾脏，为肾经经气在背部输注、转输之处。肾俞穴具有补肾益精、温肾助阳的作用，对诸多肾虚病证有较好的疗效。

足跟部是足少阴肾经经脉和经筋循行分布的部位，肾经与膀胱经的经脉互相络属。取肾经原穴"太溪穴"与膀胱经之肾俞穴配穴，可补肾壮骨、活血通络，此为治本之法。

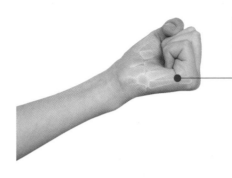

后溪穴

位于第5掌指关节尺侧后方，第5掌骨小头后缘，赤白肉际处。

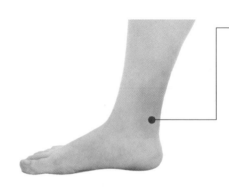

太溪穴

位于足内侧，内踝后方，在内踝尖与跟腱之间的凹陷处。

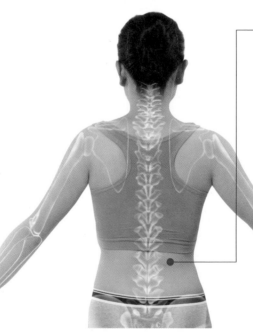

肾俞穴

第2腰椎棘突下，旁开1.5寸。

快速取穴： 肚脐水平线与脊柱相交椎体处，其下缘旁开约两横指。

简易分步按摩法

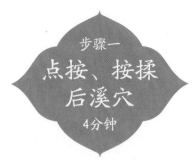

步骤一
点按、按揉
后溪穴
4分钟

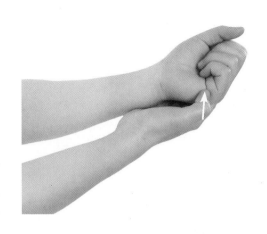

患者坐位，行自我按摩法。以一手拇指指端置于对侧上肢后溪穴处，行点按手法刺激，以微微觉痛为度；然后行按揉法。双侧交替，共4分钟。

步骤二
点按、按揉
太溪穴
3分钟

步骤三
指拨、按揉
肾俞穴
2分钟

患者坐位，行自我按摩法。以拇指指端置于患侧肢体太溪穴，行点按刺激，继之以按揉法。

以双手拇指置于两肾俞穴，先行横向的拨动，再行拇指按揉法。双侧同时进行。由他人操作更方便。

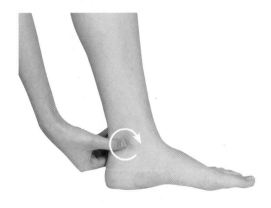

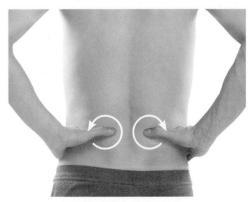

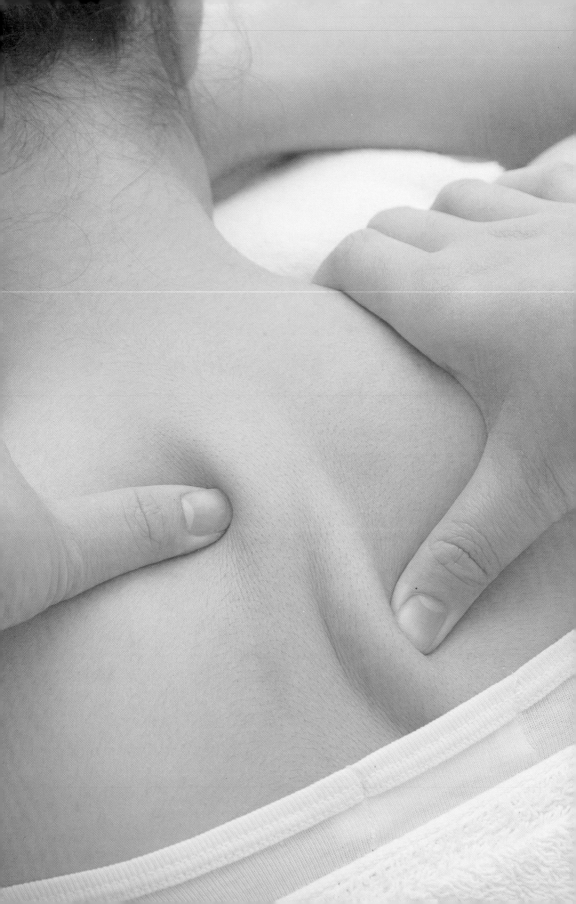

第三章

消化科病症
穴位巧搭配

腹痛

腹痛，是临床常见病之一，可由多种原因引起，以脏腑气机不利，脏腑失养，经脉气血阻滞，不通则痛为基本病机，以寒热虚实为辨证纲领。其病位在腹，是以胃脘以下、耻骨毛际以上的部位发生疼痛。《诸病源候论》始将腹痛独立辨证，对其病因、证候进行详细表述："凡腹急痛，此里之有病""由腑脏虚，寒冷之气客于肠胃膜原之间，结聚不散，正气与邪气交争，相击故痛"。

寒凝脉络型	主要症状：腹痛痉挛，遇寒痛甚，得温痛减，口淡不渴，形寒肢冷，小便清长，大便清稀或秘结，舌质淡，苔白腻，脉沉紧。

配穴有理	大肠俞穴+天枢穴+足三里穴	温里散寒，理气止痛

大肠俞穴	天枢穴	足三里穴
大肠俞穴是大肠经的背俞穴，天枢穴为大肠经的募穴，两者相配为俞募配穴法，以发挥协同作用，效果更好。	天枢穴与大肠俞穴相配，一前一后，一阳一阴，相互协调，可调理肠道，扶正补虚而止腹痛。	足三里穴为胃经合穴，"肚腹三里留"，故腹痛应首选足三里穴。

诸穴合用，相得益彰，共奏温肾健脾、益火培土而止腹痛之功。常规手法按摩后，可以行摩腹法，有助于温暖脾阳、缓解腹痛。

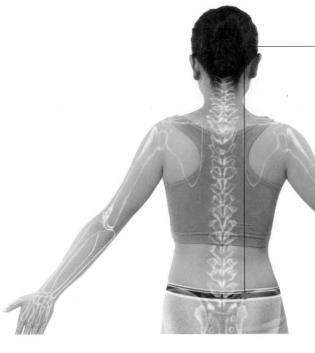

大肠俞穴

第4腰椎棘突下，旁开1.5寸。

快速取穴：两侧髂棘连线与脊柱交点，旁开两横指处即是。

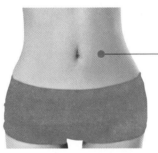

天枢穴

位于脐中旁开2寸（约三横指）。

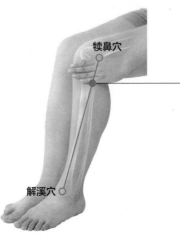

犊鼻穴

解溪穴

足三里穴

在小腿外侧，犊鼻穴（外膝眼穴）下3寸（约四横指），犊鼻穴与解溪穴连线上。

简易分步按摩法

步骤一
按揉大肠俞穴
4分钟

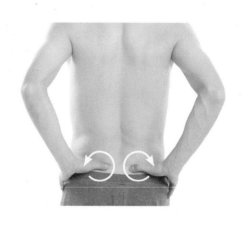

患者身体放松。操作者以拇指或食指指端置于大肠俞，行按揉法，以患者觉酸胀感为度。两侧交替进行，共4分钟。

步骤二
按揉天枢穴
4分钟

腹部肌肉放松，以中间三指指端置于天枢穴，缓缓行按揉法。操作后，可以掌根部置于天枢穴，缓缓行摩揉法。

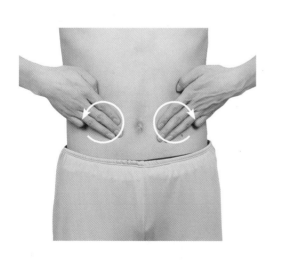

步骤三
按揉足三里穴
共4分钟

患者坐位，膝关节屈曲，肌肉放松，以一手拇指置于足三里穴处，行拇指按揉法，以感觉酸胀为度。双侧交替进行。

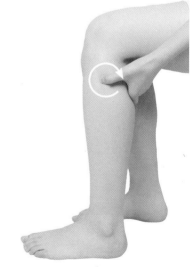

腹泻

腹泻是一种常见症状，是指排便次数明显超过平日习惯的频率，粪质稀薄，水分增加，或含未消化食物或脓血、黏液。腹泻常伴有排便急迫感、肛门不适、失禁等症状。本节主要介绍腹泻中常见的一种证型，即脾阳虚弱型。

脾阳虚弱型	主要症状：泄泻日久不愈，大便溏稀，多在黎明时发生，腹痛则泻，泻后稍安，口淡多涎，喜暖喜按，形寒肢冷，小便清长，入夜增多；舌淡、苔白，脉沉细无力。

配穴有理	天枢穴+关元穴+足三里穴	暖脾止泻

天枢穴	关元穴	足三里穴
天枢穴属于足阳明胃经，是手阳明大肠经的募穴，是脏腑之气结聚于胸腹部的腧穴，其应用以治疗肠胃疾病为主，可调理肠道而止腹痛。	关元穴属任脉，为近端取穴法，用以补脾止泻、调和气血，可暖脾土而止腹痛。	足三里穴是治疗胃肠疾病的重要穴位，能健脾胃、利肠消滞等。"肚腹三里留"，故腹泻应首选足三里穴。

诸穴合用，标本兼治，相得益彰，共奏温肾健脾、益火培土之功。

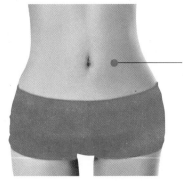

天枢穴

位于脐中旁开2寸（约三横指）。

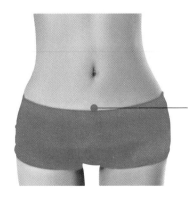

关元穴

在脐中下3寸（约四横指），腹中线上。

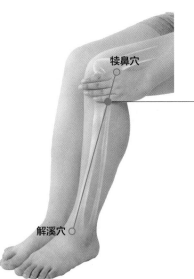

犊鼻穴

解溪穴

足三里穴

在小腿外侧，犊鼻穴（外膝眼穴）下3寸（约四横指），犊鼻穴与解溪穴连线上。

简易分步按摩法

步骤一
按揉天枢穴
3分钟

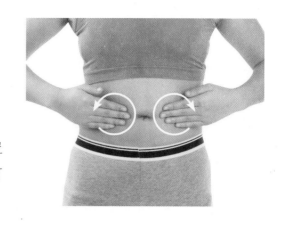

腹部肌肉放松，以中间三指指端置于天枢穴，缓缓行按揉法。按揉后，可以掌根部置于天枢穴，缓缓行摩揉法。

步骤二
按揉关元穴
3分钟

腹部肌肉放松，以食、中二指置于关元穴，缓缓行按揉法操作，以有酸胀感为度。

步骤三
按揉足三里穴
共4分钟

患者坐位，膝关节屈曲，肌肉放松，以一手拇指指端置于足三里穴处，行按揉法，以感觉酸胀为度。双侧交替进行。

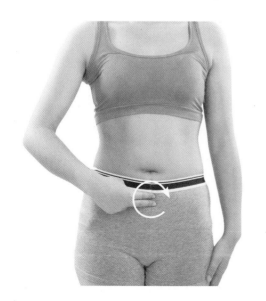

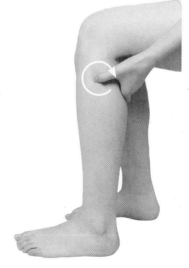

腹胀

　　腹胀，即腹部胀大或胀满不适，可以是一种主观上的感觉，感到腹部的一部分或全腹部胀满，通常伴有相关症状，如呕吐、腹泻、嗳气等；也可以是一种客观上的检查所见，发现腹部一部分或全腹部膨隆。腹胀是一种常见的消化系统症状，引起腹胀的原因主要有食积、各种原因所致的腹水、腹腔肿瘤等。因食积所引起的腹胀，是指胃强脾弱，消化能力差，食滞内停而致，按摩的效果较好。

胃肠积滞型	主要症状：脘腹胀急，按之疼痛，或腹部有筋形突起，或痛而欲泻，泻后疼痛稍减，脉滑沉实。

配穴有理	中脘穴+下脘穴+肓俞穴	健脾消食

中脘穴	下脘穴	肓俞穴
中脘穴属任脉，为胃的募穴，八会穴之一（腑会），任脉与手太阳小肠经、手少阳三焦经、足阳明胃经的交会穴，主治胃痛、呕吐、腹胀、吞酸、泄泻等。	足太阴脾经与任脉之交会穴，穴处又乃胃脘与肠腑相连之部位，故刺激下脘穴可治胃痛、腹胀、呕吐、反胃、肠鸣、泄泻以及消化不良等。	肓俞穴属足少阴肾经，肾经之气由此灌注中焦，可理气止痛，主治腹痛、腹胀、便秘、泄泻、呕吐等胃肠病。

　　诸穴合用，可增强胃肠的蠕动功能以及小肠的吸收功能，有助于积食的消化吸收及加速体内积聚废物的排泄。

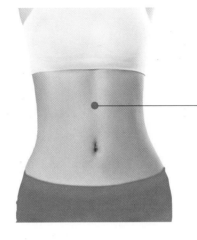

中脘穴

在上腹部，前正中线上，当脐中上4寸。

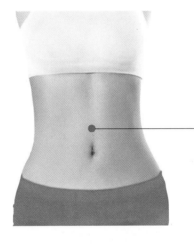

下脘穴

在上腹部，前正中线上，当脐中上2寸（约三横指）。

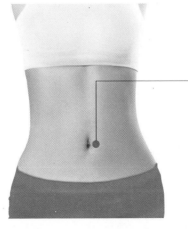

肓俞穴

在腹中部，当脐中旁开0.5寸。

简易分步按摩法

步骤一
按揉、掌摩
中脘穴
3分钟

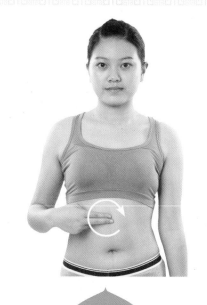

　　患者腹部放松，自行以中指、食指指腹置于中脘穴，行缓缓按揉法2分钟；然后在中脘穴行掌摩法1分钟。

步骤二
按揉、掌摩
下脘穴
3分钟

　　患者腹部放松，自行以中指、食指指腹置于下脘穴，行缓缓按揉法2分钟；然后在下脘穴行掌摩法1分钟。

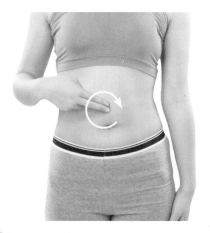

步骤三
按揉肓俞穴
2分钟

　　患者腹部放松，自行以中间三指指腹置于肓俞穴，行缓缓自我按揉法2分钟。

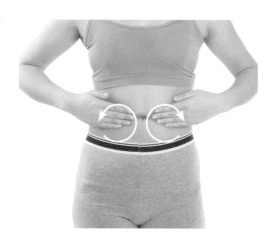

便秘

便秘是临床常见的症状，主要是指排便次数减少、粪便量减少、粪便干结、排便费力等。必须结合粪便的性状、本人平时排便习惯和排便有无困难作出有无便秘的判断。中医学认为，便秘是由于素体阴虚或年老体弱；或病后产后，失血夺汗，伤津亡血；或过食辛香燥热之物，损耗阴血，而导致阴亏血少，肠道失润，大便干结，无水行舟，便下困难。

阴虚火旺型	主要症状：除便秘外，还可见五心（手脚心、心胸）烦热、口燥咽干、舌红少苔、脉沉细或滑数。

配穴有理	支沟穴+太溪穴+照海穴	疏理气机，滋阴益肾

支沟穴	太溪穴	照海穴
支沟穴是治疗便秘的效穴，属手少阳三焦经，属火。刺激支沟穴可以疏理少阳之气，宣通三焦气机，通调水道，津液得下，大肠之传导功能正常，则便秘自然消除。	《难经·六十五难》曰："五脏六腑之有病者，取其原也"，而太溪即为肾经的输穴、原穴，取之可滋阴益肾、清热生津。	《玉龙歌》云："大便闭结不能通，照海分明在足中"，照海作为治疗便秘的效穴，其作用在于滋阴生津、清热润肠。

《黄帝内经太素·腹满》曰："腹满，大便不利，腹大，亦上走胸嗌，喘息喝喝然，取足少阴。"以上太溪穴、照海穴均为足少阴肾经穴位，诸穴相配，共奏行气降逆、滋阴益肾、生津润肠之效，则阴虚火旺型便秘可解。

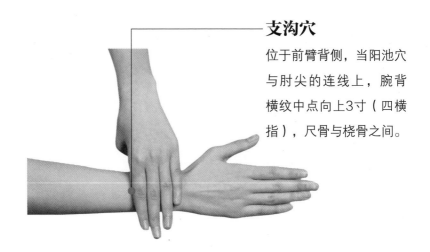

支沟穴

位于前臂背侧，当阳池穴
与肘尖的连线上，腕背
横纹中点向上3寸（四横
指），尺骨与桡骨之间。

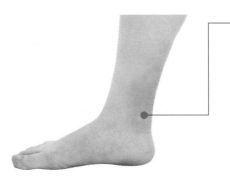

太溪穴

位于足内侧；内踝后方，
在内踝尖与跟腱之间的凹
陷处。

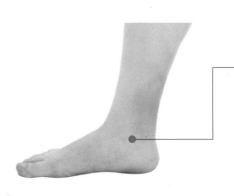

照海穴

在踝区，内踝尖下1寸，
内踝下缘边际凹陷中。

简易分步按摩法

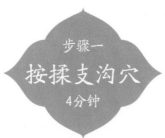

步骤一
按揉支沟穴
4分钟

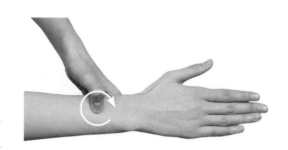

　　患者坐位，自行以右手拇指指端置于左手支沟穴处，行拇指按揉法。反之亦然，双侧交替，共4分钟。

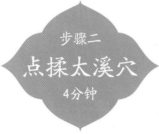

步骤二
点揉太溪穴
4分钟

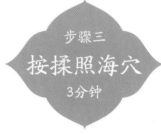

步骤三
按揉照海穴
3分钟

　　患者坐位，自行以右手拇指尖置于左侧太溪穴，行点揉法。双侧交替，共4分钟。

　　患者坐位，自行以右手拇指尖置于左侧照海穴，行按揉法。双侧交替，共4分钟。

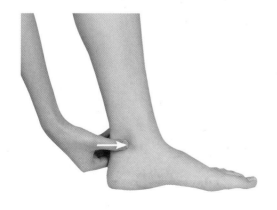

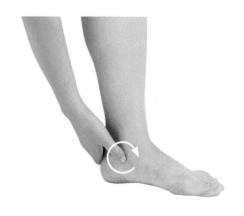

消化不良

　　功能性消化不良又称消化不良，是指具有上腹痛胀、早饱、嗳气、没食欲、恶心、呕吐等不适症状，经检查排除引起上述症状的器质性疾病的一组临床综合征。症状可持续或反复发作，病程超过 1 个月或在过去的 12 个月中累计超过 12 周。功能性消化不良是临床上最常见的一种功能性胃肠病。

脾胃虚弱型	主要症状:胃脘满闷不舒、发胀、食欲差，食后或劳累则症状加重，神疲乏力，嗳气不爽，口淡不渴，面色萎黄，舌质淡，苔薄白，脉细弱。

配穴有理	脾俞穴+中脘穴+足三里穴	健运脾胃，补益中气

脾俞穴

背俞穴适用于治疗相应的脏腑病证及有关的组织器官病证，故脾俞是治疗脾胃疾病的要穴，除可用于治疗背痛等局部病证外，还善于治疗脾胃疾患，如腹胀、腹泻、痢疾、呕吐、水肿等。

中脘穴

中脘穴为胃的募穴，八会穴之一（腑会），具有和胃健脾、降逆利水之功用，主治消化系统疾病，如腹胀、腹泻、腹痛等。

足三里穴

足三里穴是足阳明胃经的主要穴位之一，是人身上的一大保健要穴，具有调理脾胃、补中益气、通经活络、疏风化湿、扶正祛邪之功。

　　消化不良之属于脾胃虚弱者，主要从脾论治，取穴脾俞穴、中脘穴、足三里穴，远近相配以激发脾胃之运化功能。

定位有方

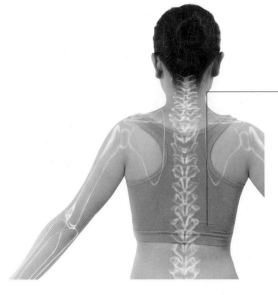

脾俞穴

在背部，当第11胸椎棘突下，旁开1.5寸。

快速取穴：肚脐水平线与脊柱相交椎体处，往上推3个椎体，其上缘旁开两横指处。

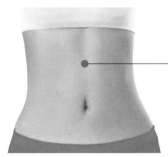

中脘穴

在上腹部，前正中线上，当脐中上4寸。

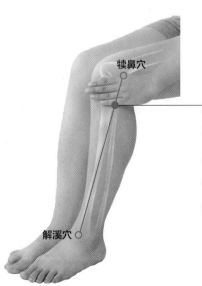

犊鼻穴

解溪穴

足三里穴

在小腿外侧，犊鼻穴（外膝眼穴）下3寸（约四横指），犊鼻穴与解溪穴连线上。

简易分步按摩法

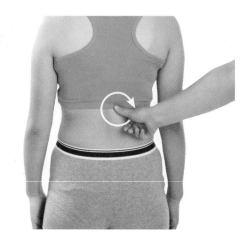

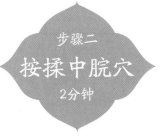

步骤一
按揉脾俞穴
6分钟

患者放松，取合适体位，操作者以拇指指腹置于脾俞穴处，行和缓的拇指按揉法，每穴3分钟。

步骤二
按揉中脘穴
2分钟

患者身体放松，以拇指或食指、中指指腹置于中脘穴处，行按揉法。

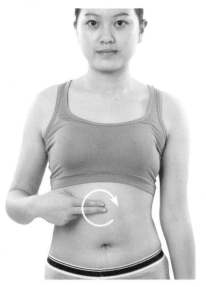

步骤三
按揉足三里穴
4分钟

患者端坐椅上，以一手拇指指腹置于足三里穴处，行按揉法。双侧交替，共4分钟。

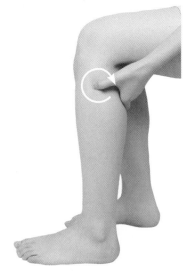

恶心

恶心是一种可以引起呕吐冲动的胃内不适感。常为呕吐的前驱感觉，但也可单独出现，主要表现为上腹部的特殊不适感，常伴有头晕、流涎、脉搏缓慢、血压降低等迷走神经兴奋症状。临床常见胃阴不足所致恶心，多由胃热不清，耗伤胃阴，以致胃失濡养，气失和降所致。

胃阴不足型	主要症状：恶心，或呕吐反复发作，或脘腹胀满不舒，嗳气频繁，口咽干燥，大便干结，舌红，脉细数。

配穴有理	胃俞穴+中脘穴+足三里穴	健运脾胃，降气止恶

胃俞穴	中脘穴	足三里穴
背俞穴是五脏六腑之气输注于背部的腧穴，可以调节相应脏腑功能。胃俞穴为胃气转输于体表的部位，可和胃健脾、理中降逆，主治消化系统疾病，如胃溃疡、胃炎、胃痉挛、呕吐、恶心等。	中脘穴属奇经八脉之任脉，为胃的募穴，具有和胃健脾、降逆利水之功，主治消化系统疾病，如腹胀、腹泻、腹痛、肠鸣、吞酸、呕吐、便秘、黄疸等。	足三里穴是足阳明胃经的主要穴位之一，是人体的一大保健要穴，具有调理脾胃、补中益气、通经活络、疏风化湿、扶正祛邪之功。

推拿治疗恶心主要是通过对脾胃的调节来发挥作用的，通过加强胃腑功能、调畅气机来实现。摩揉中脘穴，可促进胃的通降功能；按揉足三里穴、胃俞穴以助脾之运化；此外，尚可通过捏脊疗法，以增强效果。

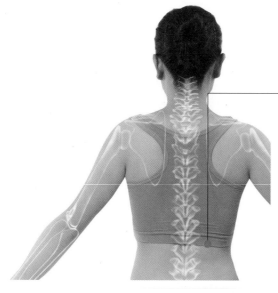

胃俞穴

位于背部，当第12胸椎棘突下，旁开1.5寸。

快速取穴：肚脐水平线与脊柱相交椎体，向上推2个椎体，其上缘旁开两横指处。

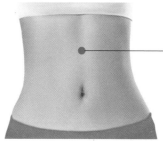

中脘穴

在上腹部，前正中线上，当脐中上4寸。

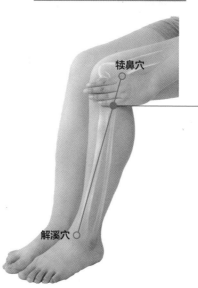

犊鼻穴

解溪穴

足三里穴

在小腿外侧，犊鼻穴（外膝眼穴）下3寸（约四横指），犊鼻穴与解溪穴连线上。

简易分步按摩法

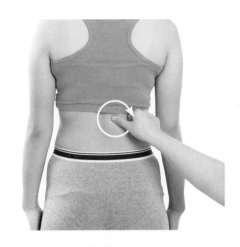

步骤一
按揉胃俞穴
4分钟

患者身体放松，操作者以拇指指腹置于胃俞穴处，行和缓的按揉法。双侧交替，共4分钟。

步骤二
按揉、掌摩中脘穴
4分钟

患者身体放松，以拇指或食指、中指指腹置于中脘穴处，行按揉法。按揉完成，再掌摩中脘穴，以局部温热为度。

步骤三
按揉足三里穴
4分钟

患者端坐椅上，以一手拇指指腹置于足三里穴处，行拇指按揉法。双侧交替，共4分钟。

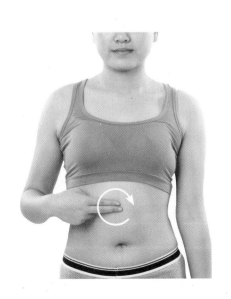

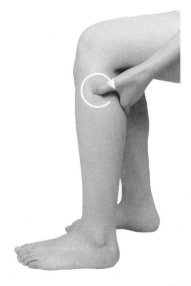

呃逆

　　呃逆即打嗝，指气从胃中上逆，喉间频频作声，声音急而短促。呃逆是一种生理上常见的现象，由横膈膜痉挛收缩引起的。健康人也可发生一过性呃逆，多与饮食有关，特别是饮食过快、过饱，摄入很热或冷的食物，饮酒等；外界温度变化和过度吸烟亦可引起呃逆。临床上肝气犯胃型呃逆较常见，多由肝失疏泄，横逆犯胃，胃失和降所致。

肝气犯胃型	主要症状：胸胁胃脘胀满疼痛，呃逆嗳气，呕吐，或见胃内嘈杂（胃中空虚，似饥非饥，似痛非痛），酸水上泛，烦躁易怒，舌苔薄白或薄黄，脉弦或弦数。

配穴有理	内关穴+天枢穴+太冲穴	疏肝和胃，降逆止呕

内关穴	天枢穴	太冲穴
内关穴是手厥阴心包经的常用腧穴之一，出自于《灵枢·经脉》。内关为八脉交会穴，取之有疏理气机、调节胃肠之用。	天枢穴为手阳明大肠经之募穴，多气多血，刺激本穴有调理胃肠、运转腹部气机之效，主治胃肠病证及月经不调、痛经等妇科疾病。	太冲穴属土，为足厥阴肝经重要穴位，肝经的输穴、原穴，取之有疏肝理气、调达气机之用。

　　肝主疏泄，情志不遂，肝气郁结，疏泄失职，横逆犯胃，胃失和降而发为功能性消化不良，遂发呃逆。诸穴合用，共奏疏肝解郁、降逆泻火之功，使肝脾和、气机畅，升降复常而呃逆得除。

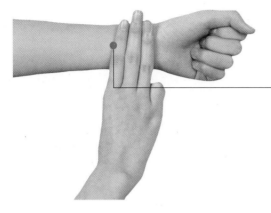

内关穴

位于前臂掌侧，当曲泽
与大陵的连线上，腕横
纹上2寸，掌长肌腱与
桡侧腕屈肌腱之间（即
两条索状筋之间）。

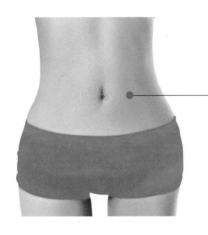

天枢穴

位于脐中旁开2寸（约
三横指）。

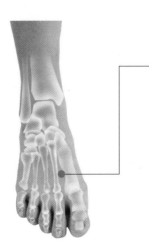

太冲穴

位于足背，第1、第2跖
骨间，跖骨结合部前方
凹陷处。

快速取穴：沿第1、第2
趾间横纹向足背上推，感
觉到有一凹陷处即是。

简易分步按摩法

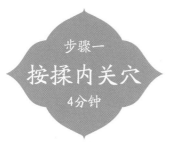

步骤一
按揉内关穴
4分钟

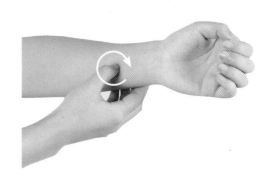

　　患者坐位，行自我按摩法。以右手拇指指端置于左侧内关穴处，做按揉法操作。双侧交替进行，共4分钟。

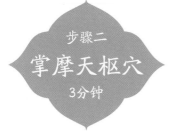

步骤二
掌摩天枢穴
3分钟

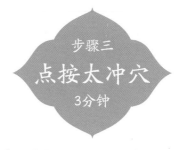

步骤三
点按太冲穴
3分钟

　　患者腹部放松，行自我按摩法。以掌中三指置于天枢穴处，行和缓的掌摩法。

　　患者坐位，于左脚太冲穴处，以拇指行点按法操作；右脚太冲同样操作。

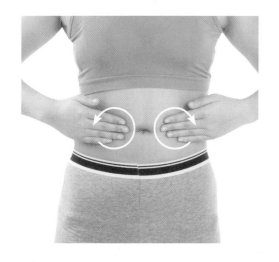

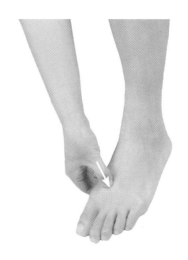

胃痛

胃痛，中医病证名，多由外感寒邪、饮食所伤、情志不畅和脾胃素虚等病因而引发。胃是主要病变脏腑，常与肝脾等脏有密切关系。治疗以理气和胃为大法，根据不同证候，采取相应治法。症状表现以上腹胃脘部近心窝处疼痛为主，常伴食欲欠佳、恶心呕吐、胃内嘈杂泛酸水、嗳气吐腐等上胃肠道症状。临床上以脾胃虚寒型胃痛多见。

脾胃虚寒型

主要症状：胃痛隐隐，绵绵不休，冷痛不适，喜温喜按，空腹痛甚，得食则痛减，劳累或食冷或受凉后疼痛发作或加重，手足不温，大便稀，舌淡苔白，脉虚弱。

配穴有理　中脘穴+天枢穴+足三里穴　暖脾散寒，通络止痛

中脘穴

中脘穴为人体任脉上的主要穴位之一，是八会穴之一（腑会），是胃的募穴，可调理气机、温通脏腑，主治消化系统疾病。

天枢穴

天枢穴属于足阳明胃经，是手阳明大肠经募穴，可消积导滞、调益脾气，是临床常用穴位，以治疗肠胃疾病为主。

足三里穴

足三里穴为足阳明胃经的下合穴，可通调脏腑、补益脾胃、理气止痛、温阳散寒，因此可以治疗胃痛。

诸穴合用，有温补脾阳、健脾和胃、温散寒邪、疏通经络、行气和血止痛的作用。

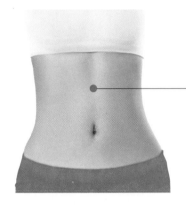

中脘穴

在上腹部，前正中线上，当脐中上4寸。

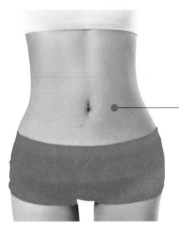

天枢穴

位于脐中旁开2寸（约三横指）。

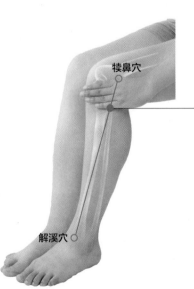

犊鼻穴

解溪穴

足三里穴

在小腿外侧，犊鼻穴（外膝眼穴）下3寸（约四横指），犊鼻穴与解溪穴连线上。

简易分步按摩法

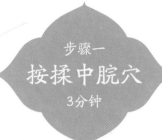

步骤一
按揉中脘穴
3分钟

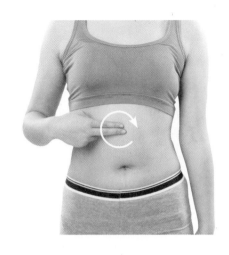

患者身体放松，行自我按摩法，以食指、中指二指指腹置于中脘，缓缓行按揉法。

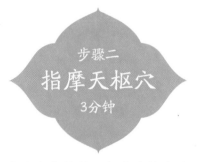

步骤二
指摩天枢穴
3分钟

患者身体放松，行自我按摩法。以掌中三指指腹置于天枢，缓缓行指摩法。

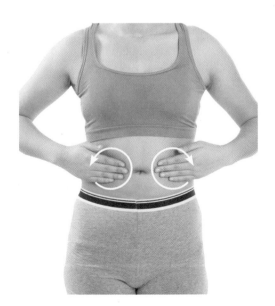

步骤三
点按、按揉
足三里穴
4分钟

患者坐位，行自我按摩法。以拇指指端置于足三里，行点按手法操作；继之以按揉法。双侧交替，共4分钟。

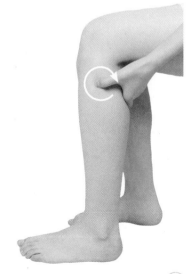

胃下垂

　　胃下垂是由于膈肌悬力不足，支撑内脏器官的韧带松弛，或腹内压降低，腹肌松弛，导致站立时胃大弯抵达盆腔，胃小弯弧线最低点降到髂嵴连线以下。正常人的胃在腹腔的左上方，直立时其最低点不应超过脐下两横指，其位置相对固定，这对于维持胃的正常功能有一定作用。胃下垂，中医辨证多为中气不足型。

中气不足型	主要症状：腹部有胀满感、沉重感、压迫感，面色黄而欠光泽，唇淡或暗，食欲欠佳，食后腹胀，气短，倦怠乏力，舌质淡，苔薄白，脉弱。

配穴有理	百会穴+气海穴+足三里穴	益气升提

百会穴
百会穴为督脉与手、足三阳经的交会穴，督脉统摄阳经，故百会穴有上提元气的作用。

气海穴
气即元气，海乃深大也，此穴为元气汇聚之处，故名气海，常按揉气海穴具有益气升提的作用。

足三里穴
足三里为足阳明胃经之合穴，为健脾益胃之强壮穴，可补益中气。脾胃健运，中气充足则固摄升提的作用得到加强。

　　百会穴益气升提，引气上升；气海穴为就近取穴，益气助阳；足三里穴为远道取穴，健运脾胃以充后天之气。三穴合用，共奏益气升提、固护胃腑的作用。

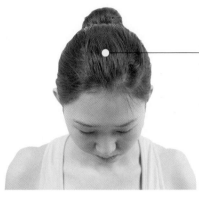

百会穴

位于头顶正中线与两耳尖
连线的交叉处。

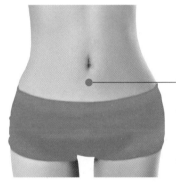

气海穴

在下腹部，前正中线上，
当脐中下1.5寸（约两横
指）。

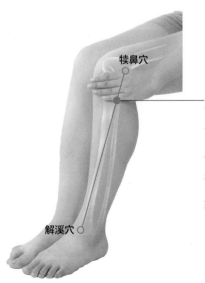

犊鼻穴

解溪穴

足三里穴

在小腿外侧，犊鼻穴（外
膝眼穴）下3寸（约四横
指），犊鼻穴与解溪穴连
线上。

简易分步按摩法

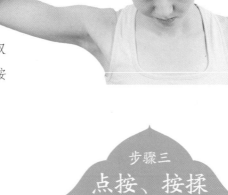

步骤一
按揉、摩揉
百会穴
3分钟

患者端坐位，行自我按摩法。以双手食指或中指指腹置于百会穴，缓缓行按揉法；然后以掌贴百会穴，缓缓摩揉。

步骤二
按揉气海穴
3分钟

患者身体放松，行自我按摩法。以食指、中指二指指腹置于气海穴，缓缓行按揉法。

步骤三
点按、按揉
足三里穴
4分钟

患者坐位，行自我按摩法。以拇指指端置于足三里，行点按手法操作；继之以按揉法。双侧交替，共4分钟。

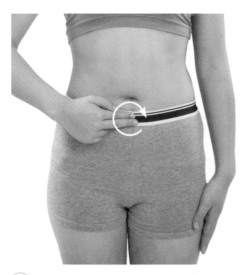

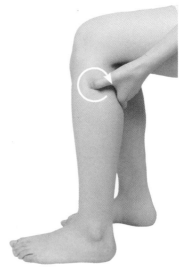

食积

食积为食滞不消，日久成积者。主要原因有饮食过量，超过人体正常消化能力，久而久之形成食积；或过食油腻肥厚食品，壅滞脾胃之气，导致脾不运化，胃不受纳，演变为食积；或经常食用生冷食品，久而久之损伤脾胃之气，导致脾胃消化功能减弱。临床以不思进食、腹胀嗳腐、大便酸臭或便秘为特征，与西医学的消化不良相近。

脾胃虚弱型	主要症状：不思饮食，食则饱胀，腹满喜按，神倦乏力，面色萎黄，形体消瘦，夜睡不安，舌淡红，苔白腻，脉沉细而滑。

配穴有理	脾俞穴+胃俞穴+足三里穴	调理气机，健运脾胃

脾俞穴	胃俞穴	足三里穴
五脏六腑之气输注于腰背部的俞穴，称为背俞穴，可以治疗相应脏腑病证。故脾俞穴是治疗脾胃疾病的要穴，除可用于治疗背痛等局部病证外，还善于治疗脾胃疾患，如腹胀、腹泻、痢疾、呕吐、水肿等。	五脏六腑之气输注于腰背部的俞穴，称为背俞穴，可以治疗相应脏腑病证。胃俞穴为胃气转输于体表的部位，可和胃健脾，可用于治疗胃脘痛、呕吐、腹胀、肠鸣等脾胃疾患。	足三里穴是足阳明胃经的主要穴位之一，是人体的一大保健要穴，可用于治疗胃肠病证，如胃痛、呕吐、呃逆、腹胀、腹痛、肠鸣、消化不良、泄泻、便秘等。

除按揉以上穴位外，还可以行摩腹法，以促进胃肠蠕动，加速水谷运化，其效甚佳。摩腹方法为仰卧位，以双手掌相叠，进行顺时针方向的摩揉。

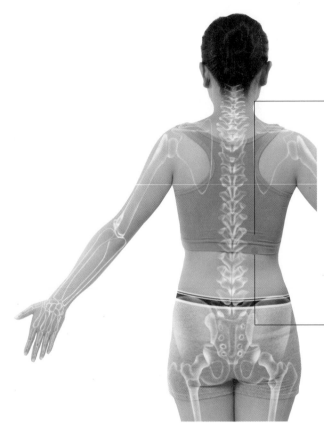

脾俞穴

在背部，当第11胸椎棘突下，旁开1.5寸。

快速取穴： 肚脐水平线与脊柱相交椎体，向上推3个椎体，其上缘旁开约两横指。

胃俞穴

在脊柱区，第12胸椎棘突下，后正中线旁开1.5寸。

快速取穴： 肚脐水平线与脊柱相交椎体，向上推2个椎体，其上缘旁开约两横指。

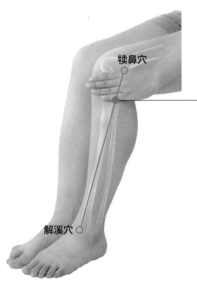

犊鼻穴

解溪穴

足三里穴

在小腿外侧，犊鼻穴（外膝眼穴）下3寸（约四横指），犊鼻穴与解溪穴连线上。

简易分步按摩法

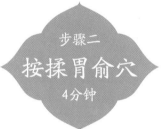

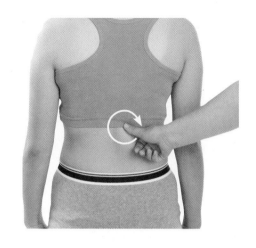

患者身体放松。穴位定位后，操作者以拇指指端置于脾俞穴，行拇指按揉法。双侧交替进行，动作和缓，共4分钟。

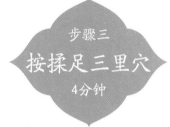

患者俯卧，身体放松。穴位定位后，操作者以拇指指端置于胃俞，行拇指按揉法。双侧交替进行，动作和缓，共4分钟。

患者可自行按摩，以拇指指端按压足三里，行拇指按揉法，以患者感觉酸胀为度。双侧交替进行，共4分钟。

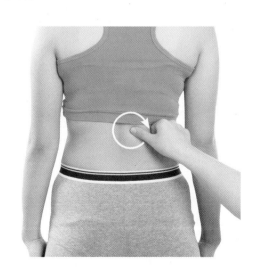

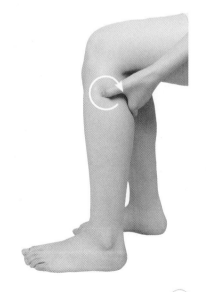

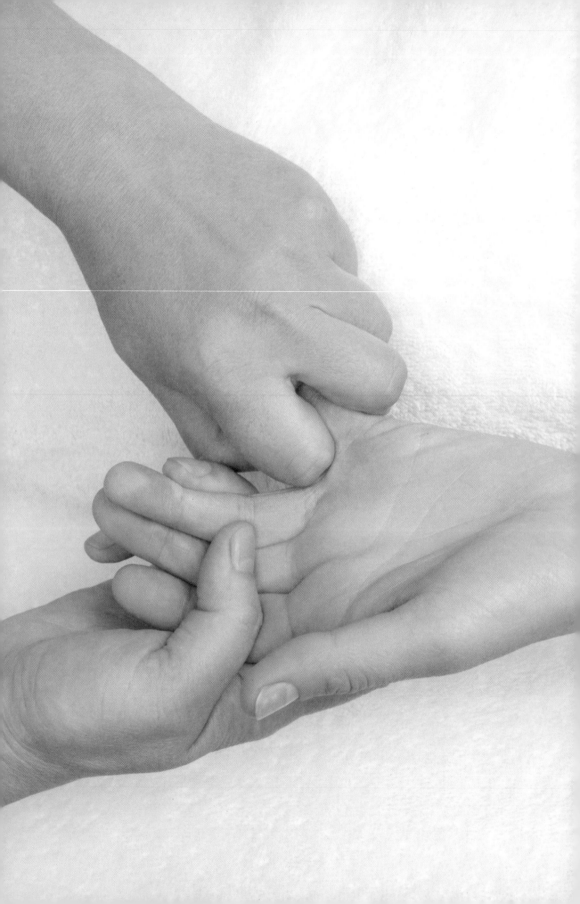

第四章

五官科病症
穴位巧搭配

鼻塞

鼻塞是耳鼻咽喉科常见的症状之一，最常见的原因包括鼻炎、鼻中隔偏曲、鼻息肉、鼻窦炎等。本节主要介绍急慢性鼻炎等非器质性因素所导致的鼻塞。急性鼻炎即我们平时所说的感冒，其鼻塞发展很快，通常在数日内即达到高潮，一周左右可自行消退，可伴有发热、头昏等全身症状。慢性单纯性鼻炎多呈阵发性或者交替性，日轻夜重，常受体位影响，卧位时居下鼻腔鼻塞较重。临床以外感风寒和外感风热所致者常见。

外感风寒型	主要症状：怕冷，鼻塞，流清涕，舌淡，苔薄白。

配穴有理	迎香穴+风池穴+太阳穴	疏风解表散寒

迎香穴	风池穴	太阳穴
迎香穴属于手阳明大肠经，出自《针灸甲乙经》。此穴有疏散风热、通利鼻窍的作用，主要用于治疗鼻塞、鼻出血、过敏性鼻炎、口歪、胆道蛔虫等。	风为阳邪，其性轻扬。头顶之上，唯风可到。风池穴为足少阳胆经、阳维脉之会，乃风邪蓄积之所，可疏风散寒，主中风偏枯、少阳头痛、眩晕、高血压。	按摩太阳穴可以给大脑以良性刺激，能够解除疲劳、振奋精神、止痛醒脑，主治头痛、发热、眼睛疲劳、牙痛等疾病。

三穴相配，外散风寒之邪，使络脉畅通，卫气输布，清窍通利。

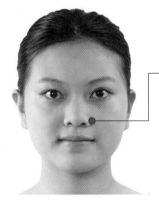

迎香穴

在鼻翼外缘中点旁，当鼻唇沟中。

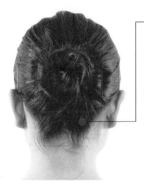

风池穴

位于颈部，当枕骨之下，与风府穴相平，胸锁乳突肌与斜方肌上端之间的凹陷处。

快速取穴： 正坐，后头骨下两条大筋外缘陷窝中，与耳垂平齐处。

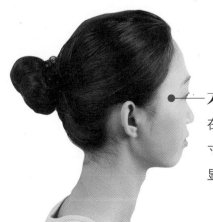

太阳穴

在外眼角与眉梢之间，向后1寸左右，用手摸有一个很明显的凹陷即是。

简易分步按摩法

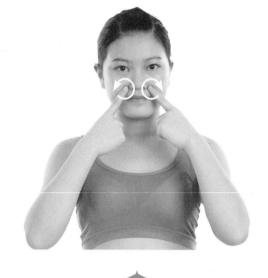

步骤一
按揉迎香穴
3分钟

患者坐位，行自我按摩法。以双手食指指腹分别置于两迎香穴处，进行按揉法操作。双侧同时进行。

步骤二
按揉风池穴
3分钟

患者坐位或俯卧位，双手抱头，拇指指腹分别置于双侧风池穴，轻轻按揉，动作宜缓不宜急。

步骤三
按揉太阳穴
3分钟

患者坐位，行自我按摩法。以双手食指指腹分别置于两侧太阳穴处，行按揉法。

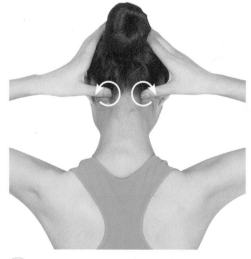

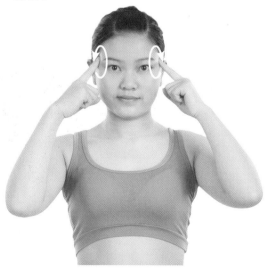

<table>
<tr><td>

外感风热型

</td><td>

主要症状：发热，鼻塞流黄浊涕，口干舌燥，舌淡红，苔薄白或微黄。

</td></tr>
</table>

<table>
<tr><td>

配穴有理

</td><td>

迎香穴+曲池穴+督脉

</td><td>

疏风解表清热

</td></tr>
</table>

迎香穴	曲池穴	督脉
迎香穴属于手阳明大肠经，出自《针灸甲乙经》。此穴有疏散风热、通利鼻窍的作用，主要用于治疗鼻塞、鼻出血、过敏性鼻炎、口歪、胆道蛔虫等。	曲池穴是手阳明大肠经之合穴，有清热解表、疏经通络的作用。	督脉起于会阴，并于脊里，上风府，入脑，上巅，循额。督脉为阳脉之海，用治神志病、热病、头项局部病证。

外感风热之鼻塞的治疗，以疏散外风、清解邪热为主。督脉总掌人体之阳气，因而掌擦督脉具有调节阳经气血的作用，配以曲池穴泻热、迎香穴宣通鼻窍。

定位有方

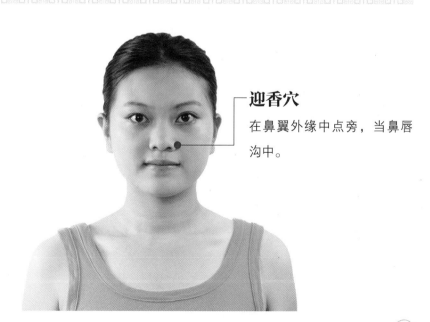

迎香穴
在鼻翼外缘中点旁，当鼻唇沟中。

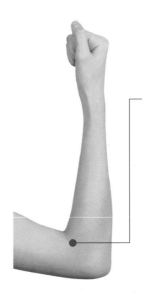

曲池穴

屈肘成直角，当肘弯横纹
尽头处。

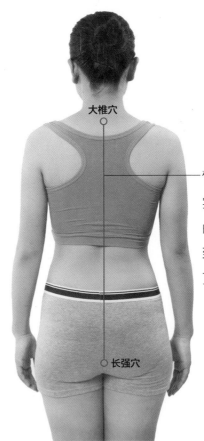

大椎穴

督脉

实际使用部位为从尾骶部
的长强穴，沿脊柱上行，
到大椎穴（定位见第14
页）处。

长强穴

简易分步按摩法

步骤一
按揉迎香穴
3分钟

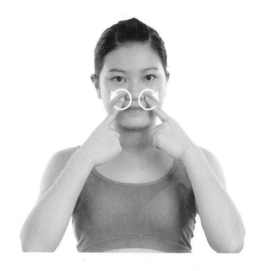

患者坐位，行自我按摩法。以双手食指指腹分别置于两侧迎香穴处，进行按揉法操作。双侧同时进行。

步骤二
按揉曲池穴
4分钟

患者坐位，行自我按摩法。以拇指端置于一侧曲池穴，缓缓行按揉法操作，然后按揉另一侧。

步骤三
掌擦督脉
1分钟

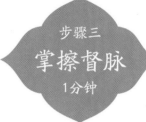

患者俯卧，操作者以一手掌根置于其脊背正中，从尾端到大椎，行擦法治疗，以皮肤透热为度。

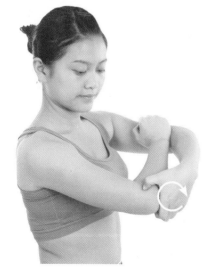

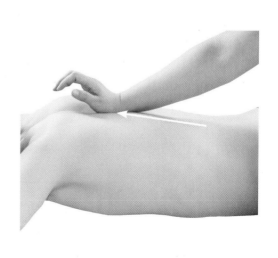

耳鸣

　　耳鸣是累及听觉系统的多种疾病不同病理变化的结果，病因复杂，机制不清，主要表现为无相应的外界声源或刺激，而主观上耳内或颅内有声音的感觉。在临床上，耳鸣既是许多疾病的伴发症状，也是一些严重疾病的首发症状。目前耳鸣的发病率越来越高，甚至很多年轻人也罹患此病，严重受其困扰。耳鸣严重者甚至引发了失听、失眠、焦虑、抑郁等症状，故应引起重视。从五脏来看，耳鸣病位主要在肝脾肾。实证则与肝脾有关，虚证则与脾肾相关，肝脾肾三脏功能失调，均可引起耳鸣，临床以肾气不足者多见。

肾气不足型	主要症状：耳鸣，腰膝酸软，头晕，记忆力下降，手脚总是冰凉，呼吸浅而无力，舌淡苔白，脉沉弱。

配穴有理	听宫穴+翳风穴+太溪穴	补肾益耳开窍

听宫穴

听宫穴为听神经损伤的常用穴，是手少阳三焦经、足少阳胆经和手太阳小肠经三经之会，可聪耳开窍，主治耳鸣、耳聋、中耳炎、牙痛、癫狂痫、三叉神经痛、头痛、目眩头昏。

翳风穴

翳风穴是手少阳三焦经的常用腧穴之一，可聪耳通窍、泻热，主治口眼歪斜、牙关紧闭、齿痛、颊肿、耳鸣、耳聋等头面五官疾患。

太溪穴

太溪穴为足少阴肾经原穴，是肾气经过和留止的部位，可治疗肾脏病变。而取太溪是以局部腧穴为主，再配合远端取穴治疗，充肾气以益耳窍。

　　按摩以上诸穴，外可开启耳窍、疏散表邪，内可疏解肝郁、调补脾胃、填精益髓。主要是从调整手少阳三焦经、手太阳小肠经、足少阳胆经入手，这几条经脉的共同特点是循行"入耳中"，这是治疗耳鸣、耳聋的取穴依据。

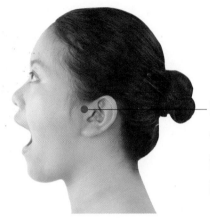

听宫穴

位于面部，耳屏前，下颌骨髁状突的后方，张口时呈凹陷处。

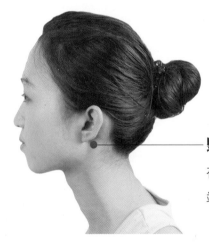

翳风穴

在颈部，耳垂后方，乳突下端前方凹陷中。

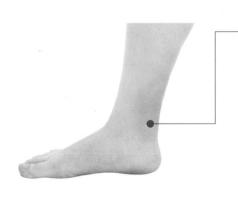

太溪穴

位于足内侧，内踝后方，在内踝尖与跟腱之间的凹陷处。

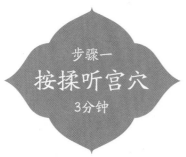

步骤一
按揉听宫穴
3分钟

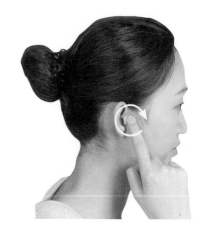

患者端坐，行自我按摩法。以食指或中指指腹置于听宫穴，缓缓行按揉法操作。也可两侧同时进行。

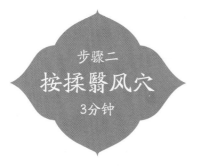

步骤二
按揉翳风穴
3分钟

患者端坐位，行自我按摩法。以拇指指端置于翳风穴处，缓缓行按揉法操作。也可两侧同时进行。

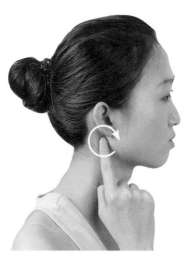

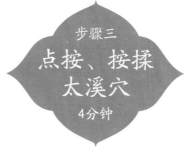

步骤三
点按、按揉
太溪穴
4分钟

患者坐位，行自我按摩法。以一手拇指指端置于太溪穴处，做点按刺激后，继之以按揉法操作。双侧交替进行，共4分钟。

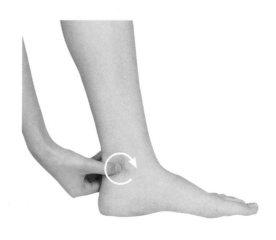

目赤肿痛

目赤肿痛为多种眼部疾患中的一个急性症状。根据其发病原因、症状急重和流行性，又称"风热眼""暴风客热""天行赤眼"等。目赤肿痛常见于西医学的急性结膜炎、假性结膜炎以及流行性角膜炎等，认为由细菌或病毒感染，或过敏而导致。临床以肝经郁热型多见。其治法为清泻风热、消肿定痛，以足阳明经、足厥阴经、足少阳经穴为主。

肝经郁热型	主要症状：目赤肿痛，口苦咽干，心烦易怒，大便干燥或小便黄，舌质红，苔薄黄或黄厚，脉弦滑数。

配穴有理	四白穴+行间穴+风池穴	平肝疏风清热

四白穴	行间穴	风池穴
四白穴属足阳明胃经，穴在目下，能治眼病，改善视觉，是眼保健操的要穴。四白穴可散发脾热，向天部提供水湿，所以可治目赤痛痒。	行间穴属足厥阴肝经，为荥穴，荥主身热，可清肝泻热、凉血安神，主治目赤肿痛、头痛、腿抽筋、夜尿症、肝脏疾病、腹气上逆等。	风池穴为足少阳胆经、阳维脉之会，胆经气血在此吸热后化为阳热风气。所以按摩风池穴具有清利头目的作用。

四白穴为局部就近取穴，以清窍明目；行间穴为循经取穴以解肝郁；风池穴以清肝热。诸穴合用，共奏平肝疏风清热之功。

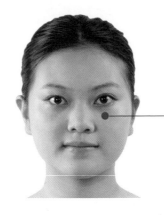

四白穴

位于面部，双眼平视，瞳孔直下，当眶下孔凹陷处。

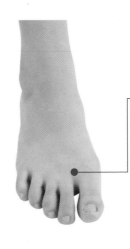

行间穴

位于第1、第2趾间，趾蹼缘的后方赤白肉际处。

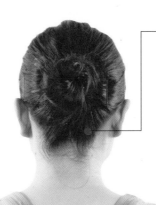

风池穴

位于颈部，当枕骨之下，与风府穴相平，胸锁乳突肌与斜方肌上端之间的凹陷处。

快速取穴：正坐，后头骨下两条大筋外缘陷窝中，与耳垂平齐处。

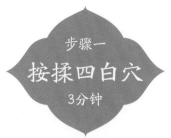

步骤一
按揉四白穴
3分钟

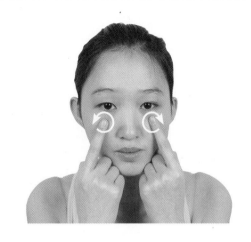

患者坐位，行自我按摩法。以双手食指或中指指腹，分别置于双侧四白穴，缓缓行按揉法操作。

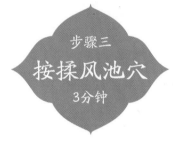

步骤二
掐揉行间穴
2分钟

患者坐位，行自我按摩法。以一手拇指指端置于行间穴处，行掐揉手法操作，以疼痛能耐受为度；双侧交替进行，共2分钟。

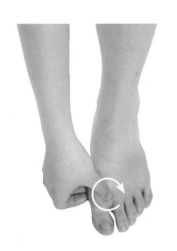

步骤三
按揉风池穴
3分钟

患者端坐，行自我按摩法。以双手拇指指腹分别置于项后风池穴处，缓缓行按揉法操作。

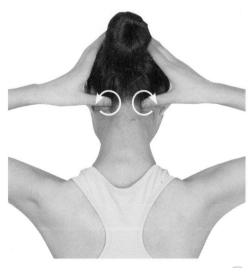

视疲劳

视疲劳是一种眼科的常见病，可引起眼干涩、视物不清甚至视力下降，影响人们的学习与工作。中医药不仅能消除或缓解眼部症状，而且对全身症状也有明显改善，特别适宜于因身心因素无法戴矫正眼镜及无条件进行眼肌训练和手术失败者。中医认为视觉疲劳多因肝肾两虚所致。按摩对缓解视觉疲劳有效，注意按摩前保持良好的手卫生是必要的。

肝肾两虚型	主要症状：除视觉疲劳症状外，还可见腰膝酸软、低热、心烦口干、舌质淡红、脉沉细弱或细等。

配穴有理	睛明穴+四白穴+太阳穴	通络明目

睛明穴

睛明穴，属足太阳膀胱经，为手太阳小肠经、足太阳膀胱经、足阳明胃经、阴跷脉、阳跷脉五脉交会穴，可泻热明目、祛风通络，主治目赤肿痛、目眩、近视等目疾。

四白穴

四白穴属足阳明胃经，穴在目下，能治眼病，改善视觉，是眼保健操的要穴，主治目赤痛痒、目翳、眼睑瞤动、口眼歪斜、头痛眩晕。

太阳穴

太阳穴为经外奇穴。按摩此穴可以给大脑以良性刺激，能够解除疲劳、振奋精神，主治头痛、偏头痛、眼睛疲劳、牙痛等疾病。

三穴合用，意在改善眼部气血运行，增加营养作用，缓解眼肌疲劳。

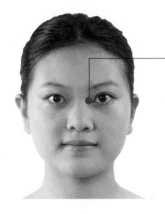

睛明穴

目内眦角稍上方凹陷处。

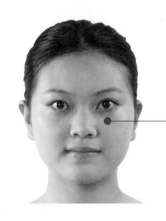

四白穴

位于面部，双眼平视，瞳孔直下，当眶下孔凹陷处。

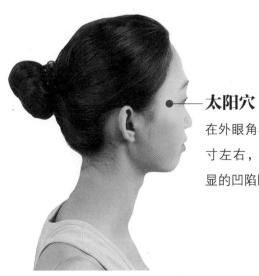

太阳穴

在外眼角与眉梢之间，向后1寸左右，用手摸有一个很明显的凹陷即是。

简易分步按摩法

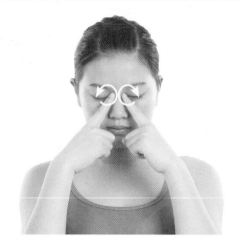

步骤一
按揉睛明穴
3分钟

患者坐位，行自我按摩法。以双手食指或中指指腹，分别置于双侧睛明穴，缓缓行按揉法。

步骤二
按揉四白穴
3分钟

患者坐位，行自我按摩法。以双手食指或中指指腹，分别置于双侧四白穴，缓缓行按揉法。

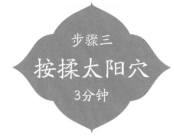

步骤三
按揉太阳穴
3分钟

患者坐位，行自我按摩法。以双手食指指腹分别置于两太阳穴处，行按揉法。

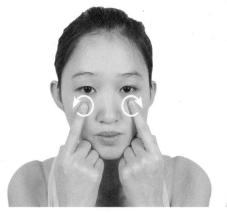

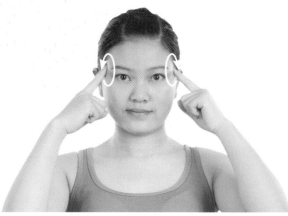

口腔溃疡

口腔溃疡俗称"口疮"，是一种常见的发生于口腔黏膜的溃疡性损伤病症，多见于唇内侧、舌头、颊黏膜、前庭沟、软腭等部位。口腔溃疡发作时疼痛剧烈，局部灼痛明显，严重者还会影响进食、说话，对日常生活造成极大不便。口疮临床上以胃火上炎者多见。

胃火上炎型	主要症状：除口腔溃疡外，可兼见烦热、口渴、牙疼、牙龈肿烂、牙龈出血等表现。

配穴有理	合谷穴+足三里穴+筑宾穴	清解胃火

合谷穴

合谷穴属手阳明大肠经原穴，配合足三里穴，调和脾胃，并含"口面合谷收"之意。善治外感发热、头痛目眩、鼻塞、牙痛、口腔溃疡、三叉神经痛、中风、高血压等。

足三里穴

足三里穴为足阳明胃经之合穴，胃经循行入上齿龈内，回出环绕口唇。因此按摩此穴可疏通经络，清泻心脾热邪，减少口腔溃疡复发，以治其本。

筑宾穴

筑宾穴属足少阴肾经，功擅散热降温、清解虚火、镇惊安神、消炎止痛，且善治口腔溃疡。

多穴合用，有益气健脾和胃、清解上炎胃火之效，改善口腔溃疡症状。

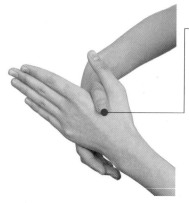

合谷穴

在手背，第1、2掌骨间，当第2掌骨桡侧的中点处。

快速取穴：1.拇指、食指并拢，于最高点取之。

2.以一手拇指指关节横纹，放在另一手的拇指、食指之间的指蹼缘上，屈指当拇指尖尽处即为此穴。

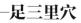

足三里穴

在小腿外侧，犊鼻穴（外膝眼穴）下3寸（约四横指），犊鼻穴与解溪穴连线上。

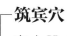

筑宾穴

在小腿内侧，当太溪穴（见第47页）与阴谷穴的连线上，太溪穴上5寸（约七横指），腓肠肌肌腹的内下方。

快速取穴：太溪穴直上七横指，按压有酸胀感处即是。

简易分步按摩法

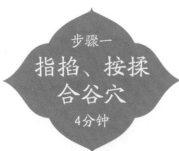

步骤一
指掐、按揉
合谷穴
4分钟

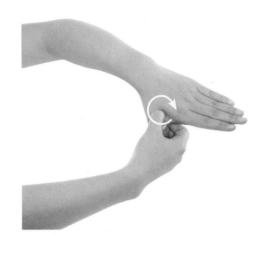

患者坐位，行自我按摩法。以一手拇指指腹置于对侧上肢合谷穴，行指掐法，然后继之以按揉法。双侧交替进行，共4分钟。

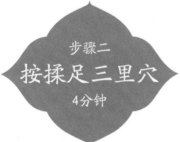

步骤二
按揉足三里穴
4分钟

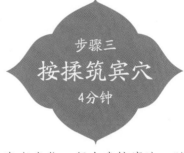

步骤三
按揉筑宾穴
4分钟

患者坐位，行自我按摩法。在足三里穴行拇指按揉法，以感觉酸胀为度。双侧交替进行，共4分钟。

患者坐位，行自我按摩法。以一手拇指指腹按于筑宾穴，行按揉法。双侧交替进行，共4分钟。

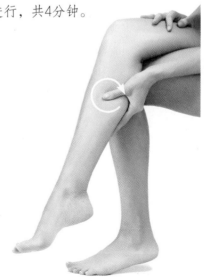

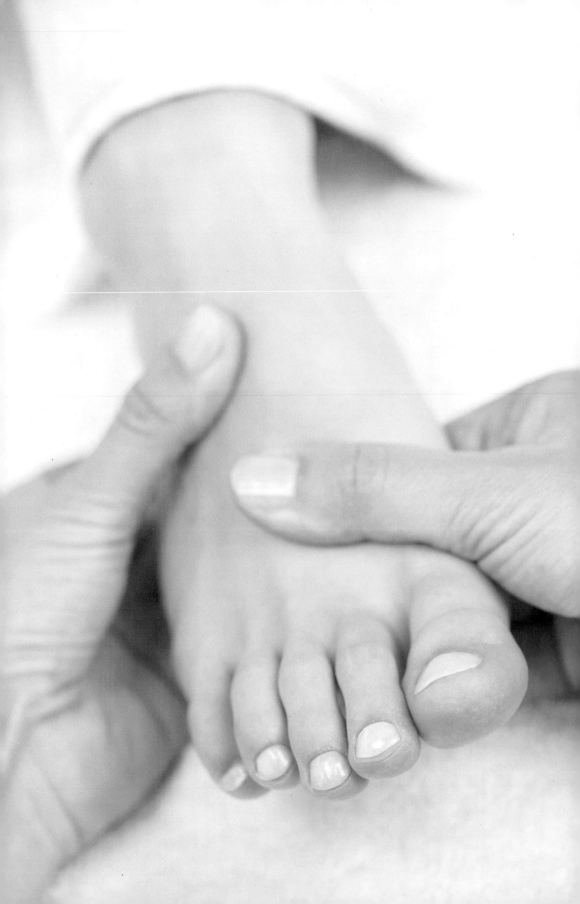

第五章

神经科病症
穴位巧搭配

头痛

头痛是临床常见的症状，通常将局限于头颅上半部，包括眉弓、耳轮上缘和枕外隆突连线以上部位的疼痛统称头痛。头痛病因繁多，神经痛、颅内感染、颅内占位病变、脑血管疾病、颅外头面部疾病，以及全身疾病如急性感染、中毒等均可导致头痛。因此排除颅内病变所导致的头痛非常重要。自我保健按摩可用于偏头痛、紧张型头痛等。从症状部位而言，可以有头顶（厥阴经）头痛、枕后（太阳经）头痛、颞部（少阳经）头痛等之分。

巅顶头痛	主要症状：头痛部位在头顶，或疼痛连于目系，干呕吐涎沫，或四肢厥冷，胸脘不适，气短，微出冷汗，不思食，头晕目眩等。

配穴有理	百会穴+四神聪穴+太冲穴	疏风解肌止痛

百会穴	四神聪穴	太冲穴
百会穴为各经脉经气会聚之处，性属阳，又于阳中寓阴，故能通达阴阳脉络，调节阴阳平衡。因百会穴在头部，有近治作用，可息风醒脑、升阳固脱，主治中风、惊悸、头痛、头晕、失眠、健忘耳鸣等。	在百会穴前、后、左、右各旁开1寸处，因共有四穴，故名四神聪，现代常用于治疗神经性头痛、脑血管病、高血压、神经衰弱等病症。	足厥阴肝经上行至额，与督脉会于巅顶，故巅顶头痛从厥阴论治。太冲穴为足厥阴肝经的输穴，为肝经经气所注之处，可平肝泻热、疏肝养血，主治头痛、失眠、肝炎等。

巅顶头痛，治以疏通厥阴经脉。诸穴相配，有调整厥阴经气、疏通经络、止痛之效。

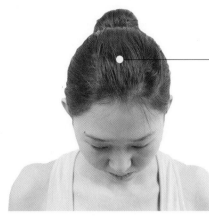

百会穴

位于头顶正中线与两耳尖连线的交叉处。

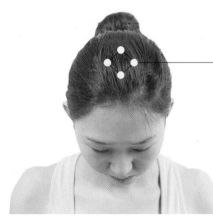

四神聪穴

百会穴前后左右各旁开1寸，共4穴。

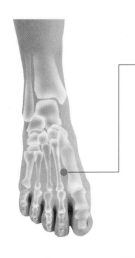

太冲穴

位于足背，第1、2跖骨间，跖骨结合部前方凹陷处。

快速取穴： 沿第1、第2趾间横纹向足背上推，感觉到有一凹陷处即是。

简易分步按摩法

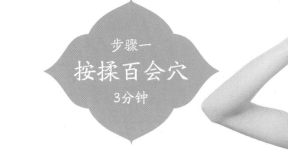

步骤一
按揉百会穴
3分钟

　　患者端坐，行自我按摩法。以食指或中指指腹置于百会穴，行按揉法操作。

步骤二
按揉四神聪穴
4分钟

步骤三
点按、按揉太冲穴
4分钟

　　患者端坐，行自我按摩法。以食指或中指指腹置于四神聪穴之一，行按揉法操作，1分钟；然后顺时针逐个按揉四神聪穴之其余三个。

　　患者坐位，行自我按摩法。以拇指指端置于太冲穴处，行点按法刺激；继之以按揉法操作。双侧交替进行，共4分钟。

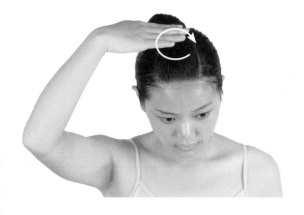

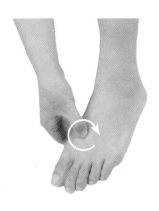

枕后头痛	主要症状：头痛自脑后上至巅顶，其痛至项，兼见恶风、脉浮紧等。

配穴有理	天柱穴+玉枕穴+束骨穴	疏风解肌止痛

天柱穴

该穴位于顶部，斜方肌起始处，深层为头半棘肌。天柱穴名意指膀胱经的气血在此为坚实饱满之状。本穴气血乃汇聚膀胱经背部各俞穴上行的阳气所成，因而按摩此穴可以促进人体阳气通行。所以天柱穴是治疗颈部及肩膀肌肉僵硬、酸痛的效穴。

玉枕穴

玉枕穴，属于足太阳膀胱经，位于头后枕部，布有枕肌，有枕大神经分支。可清热明目、通经活络，主治头项痛、目痛、鼻塞。

束骨穴

束骨穴是足太阳膀胱经的常用腧穴之一，可通经活络、清头明目，主治头痛、项痛、目眩等头部疾患。

枕后为太阳经循行部位，所以枕后头痛，治以疏通太阳经脉为主。

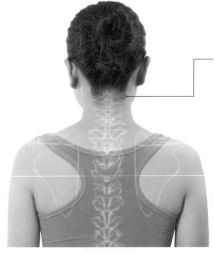

天柱穴

颈项处有一块突起的肌肉（斜方肌），此肌肉外侧凹处，后发际正中旁开1.3寸左右即是此穴。

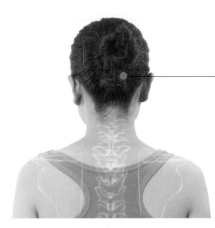

玉枕穴

位于后发际正中直上2.5寸，旁开1.3寸，约平枕外隆凸上缘的凹陷处。

束骨穴

位于足背外侧，第5跖趾关节后方，赤白肉际处。

快速取穴：沿小趾外侧向上摸，触及小趾与足掌部相连接的关节，关节后方皮肤颜色交界处即是。

简易分步按摩法

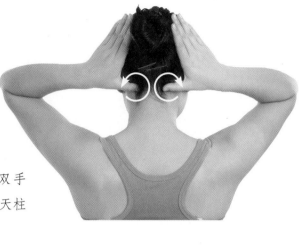

步骤一
按揉天柱穴
3分钟

患者坐位，行自我按摩法。双手抱头，以拇指指端置于颈项两侧之天柱穴，行按揉法操作。

步骤二
按揉玉枕穴
3分钟

患者坐位，行自我按摩法。双手抱头，双手拇指指端分别置于双侧之玉枕穴，行拇指按揉法操作。

步骤三
点按、按揉束骨穴
4分钟

患者坐位，以一手食指指端置于一侧束骨穴，行自我按摩法。点按后再继之以按揉法操作。

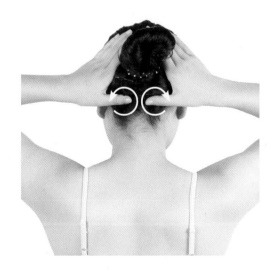

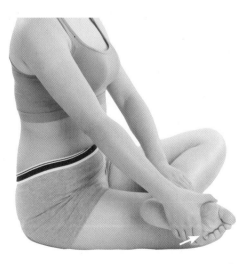

头晕

头晕是一种常见的脑部功能性障碍，也是临床常见的症状之一，为头昏、头胀、头重脚轻、脑内摇晃、眼花等感觉。头晕可单独出现，但常与头痛并发。头晕病位虽在清窍，但与肝、脾、肾三脏功能失常关系密切。肝阴不足、肝郁化火均可致肝阳上亢而致眩晕；脾虚气血生化乏源，头部供血不足也可致头晕。其治疗原则主要是补虚而泻实、调整阴阳。

肝阳上亢型	主要症状：其眩晕兼见头胀痛、面潮红、易怒、暴躁等症状。

配穴有理	风池穴+率谷穴+太冲穴	平肝理气止晕

风池穴

风池穴是足少阳胆经经穴，又为胆经与阳维脉之交会穴，具有祛风、益气等作用，是治疗头痛、头晕等疾病的常用要穴，也是通达脑部脉络的重要腧穴。

率谷穴

率谷穴属足少阳胆经经穴，又是足少阳胆经、足太阳膀胱经二经的交会穴，其下有耳颞神经和枕大神经会合支分布，具有平肝息风、舒经活络的作用，主治头痛、眩晕、小儿惊风等。

太冲穴

太冲穴是根据"上病下取"的原则选取的。太冲为足厥阴肝经原穴、输穴，可平肝泻热、疏肝养血，主治头痛、头晕、失眠等。

三穴合用，较单穴法刺激强度提升，共奏行气活血、通经活络而止头痛之功。

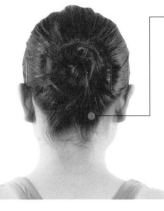

风池穴

位于颈部，当枕骨之下，与风府穴相平，胸锁乳突肌与斜方肌上端之间的凹陷处。

快速取穴： 正坐，后头骨下两条大筋外缘陷窝中，与耳垂平齐处。

率谷穴

在头部，当耳尖直上入发际1.5寸（约两横指）。

太冲穴

位于足背，第1、第2跖骨间，跖骨结合部前方凹陷处。

快速取穴： 沿第1、第2趾间横纹向足背上推，感觉到有一凹陷处即是。

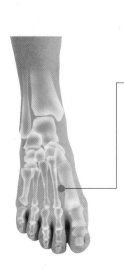

简易分步按摩法

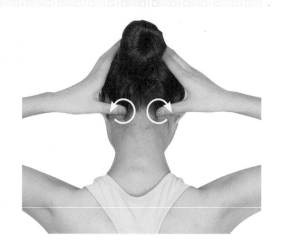

步骤一
按揉风池穴
2分钟

患者坐位，行自我按摩法。取抱头姿势，以双手拇指指端分别置于双侧风池穴，轻轻按揉，动作宜缓不宜急。

步骤二
按揉率谷穴
6分钟

步骤三
指拨太冲穴
4分钟

患者端坐，可行自我按摩法。以食指指腹置于率谷穴，缓缓行按揉法操作。一穴3分钟，也可双侧同时进行。

患者坐位或仰卧位，以拇指指端置于太冲穴上，行指拨法，以酸痛能耐受为度。双侧交替操作，共4分钟。

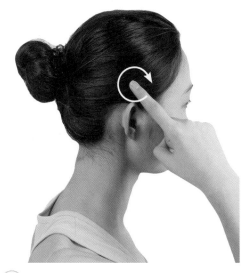

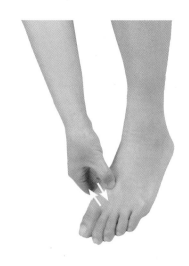

气血亏虚型

主要症状：眩晕，兼有不想吃饭、乏力、面色发白无光泽等。

配穴有理 | **气海穴+关元穴+足三里穴** | 补益气血，益气升清

气海穴	关元穴	足三里穴
海有聚会之意，穴居脐下，故此穴为人体先天元气聚会之处，具有强壮机体的作用，可益气助阳、调经固经，主治各种虚证。	关元穴属任脉，为足三阴经、任脉之交会穴，具有培肾固本、补益元气、回阳固脱之功效。	足三里穴是足阳明胃经的主要穴位之一，可燥化脾湿、生发胃气，有强壮机体的作用，为保健要穴。

三穴合用，培补先天元气，调理后天脾胃以充营卫，使气血充足，清阳得升，清窍得养。

定位有方

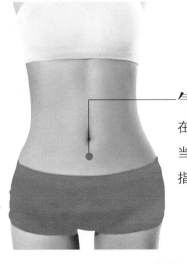

气海穴

在下腹部，前正中线上，当脐中下1.5寸（约两横指）。

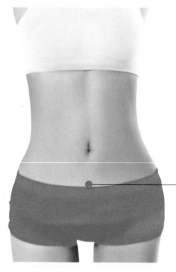

关元穴

在脐中下3寸（约四横
指），腹中线上。

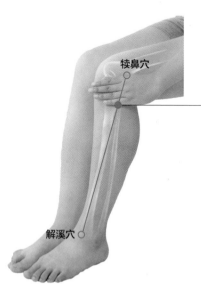

犊鼻穴

解溪穴

足三里穴

在小腿外侧，犊鼻穴（外
膝眼穴）下3寸（约四横
指），犊鼻穴与解溪穴连
线上。

简易分步按摩法

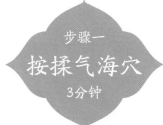

步骤一
按揉气海穴
3分钟

患者身体放松，行自我按摩法。以食指、中指指腹置于气海穴，行按揉法。缓缓揉之，共3分钟。

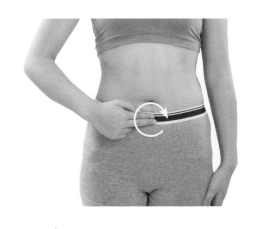

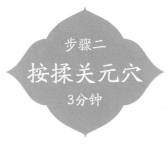

步骤二
按揉关元穴
3分钟

患者放松，行自我按摩法。以食指、中指指腹置于关元穴，缓缓行按揉法操作，以感觉酸胀为度。

步骤一
按揉足三里穴
4分钟

患者身体放松，以拇指指端在足三里穴行按揉法，以感觉酸胀为度。双侧交替进行，共4分钟。

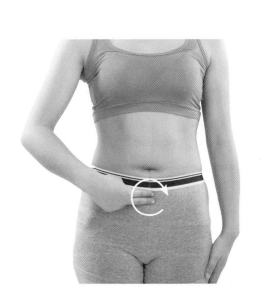

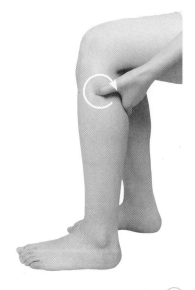

失眠

　　失眠是指各种原因引起入睡困难、睡眠深度或频度过短、早醒及睡眠时间不足或质量差等，是一种常见病。失眠往往会给患者带来极大的痛苦和心理负担，又会因为滥用失眠药物而损伤身体其他方方面面。临床上，失眠多见阴虚火旺证和心脾两虚证。证属阴虚火旺者多因身体虚、纵欲过度、遗精，使肾阴耗竭，心火独亢而致失眠；证属心脾两虚者多由年迈体虚、劳心伤神或久病大病之后，气虚血亏，血不养心而致失眠。

阴虚火旺型	主要症状：失眠，心烦，手足心发热，耳鸣健忘，舌红，脉细数。

配穴有理	神门穴＋内关穴＋太溪穴	养阴宁心安神

神门穴	内关穴	太溪穴
神门穴为手少阴心经原穴，原穴是脏腑元气输注、经过和留止于十二经脉四肢部的腧穴，具有补益心气、宁心安神的作用，主治心烦、失眠、痴呆、头痛、心悸等。	内关穴是手厥阴心包经络穴，是八脉交会穴，通于阴维脉，可宁心安神、宽胸理气。	太溪穴为足少阴肾经原穴，刺激此穴可激发肾经经气，具有滋阴益肾、清热宁心之效。

　　《伤寒六书》言："阳盛阴虚，则昼夜不得眠。"三穴配伍中，神门安神定志，内关宁心安神，太溪滋养肾水以制火旺。诸穴合用，可滋肾阴、降心火，调和阴阳，以治疗阴虚火旺型失眠。

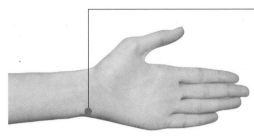

神门穴

位于腕横纹尺侧端（即小指侧），尺侧腕屈肌腱的桡侧凹陷处。

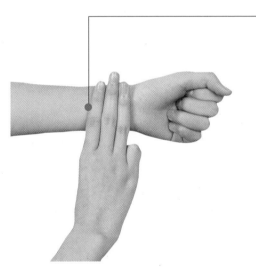

内关穴

在前臂掌侧，腕横纹上2寸（约三横指），掌长肌腱与桡侧腕屈肌腱之间（两条索状大筋之间）。

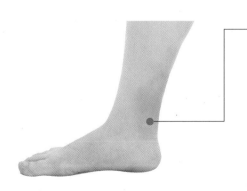

太溪穴

位于足内侧，内踝后方，在内踝尖与跟腱之间的凹陷处。

简易分步按摩法

步骤一
点按、揉神门穴
共4分钟

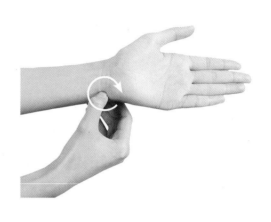

患者坐位，以一手拇指指端置于对侧神门穴，以点按的手法行自我按摩，继之以轻柔缓和的揉法；双侧交替，共4分钟。

步骤二
按揉内关穴
共4分钟

患者坐位，以一手拇指指端置于对侧内关穴，以按揉法行自我按摩。双手交替，共4分钟。

步骤三
点按太溪穴
共4分钟

患者坐位，行自我按摩法。以拇指指端置于太溪穴处，行点按手法。双侧交替，共4分钟。

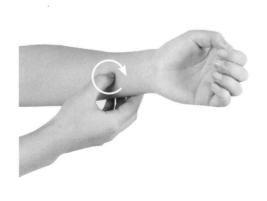

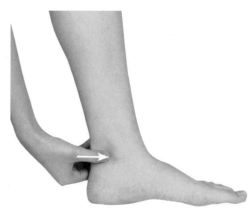

心脾两虚型	主要症状：多梦易醒，头晕目眩，神疲乏力，面黄欠光泽，舌淡苔薄，脉细弱。

配穴有理	百会穴 + 神庭穴 + 印堂穴	调督安神

百会穴	神庭穴	印堂穴
百会穴位居头之巅顶，犹天之极星居北，为百脉聚会之处，可调中气、健脑安神，主治头痛、头晕、失眠、健忘耳鸣等。	神庭穴属督脉，乃神之所居处，居庭则神安，离庭则神动，故此穴有安神之功。	督脉为"阳脉之海""阳脉之都"，其主干行于背部正中，入属于脑。脑为"元神之府"，头为"诸阳之会"，印堂穴归属督脉，故为调神醒脑之要穴。

督脉是脏腑经脉的重要调控系统。因此，通调督脉不仅可以振奋阳气，也可以平衡阴阳，调节各脏腑和脑的功能。百会穴、神庭穴、印堂穴均为督脉穴，共收调督安神之功。

定位有方

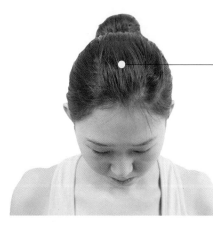

百会穴

位于头顶正中线与两耳尖连线的交叉处。

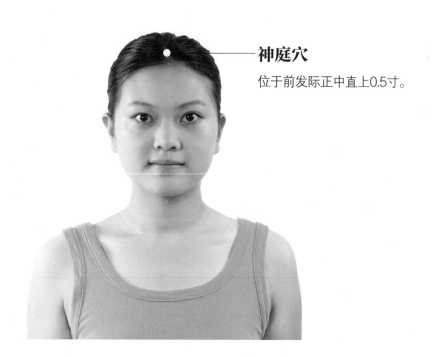

神庭穴

位于前发际正中直上0.5寸。

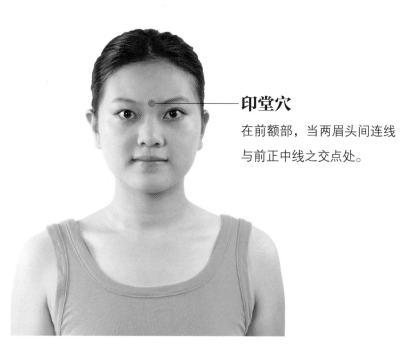

印堂穴

在前额部，当两眉头间连线
与前正中线之交点处。

简易分步按摩法

步骤一
点按、按揉
百会穴
2分钟

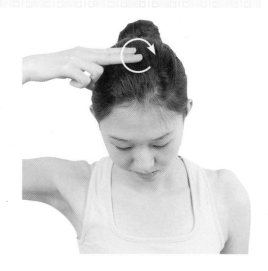

患者坐位，以食指、中指指端放在百会穴上，行点按法；继之以按揉法，共2分钟。

步骤二
按揉神庭穴
4分钟

步骤三
点按、分推
印堂穴
4分钟

患者坐位，以食指、中指指端放在神庭穴上，行按揉法。

患者坐位，以食指指腹行印堂穴点按法；然后以双手拇指由内向外，行分推法。

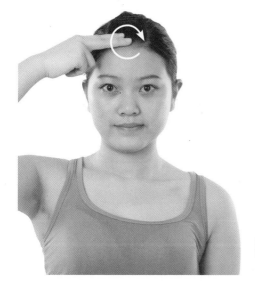

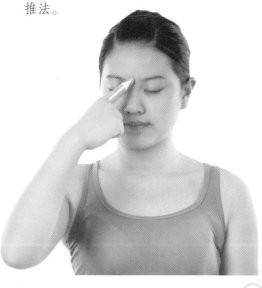

健忘

　　健忘是指记忆力差、遇事易忘的症状。主要表现为白天容易头昏，夜间睡眠不好，失眠、多梦、易醒等，还易烦躁，记忆力下降，甚至还有抑郁倾向。中医学认为，脑为髓之海，健忘多为髓海不足所致。

髓海不足型	主要症状：健忘，头晕耳鸣，懒惰思卧，腰酸腿软，行走艰难，舌瘦色淡，脉沉细弱。

配穴有理	百会穴＋风府穴＋太溪穴	填髓健脑，养志安神

百会穴

百会穴是督脉与手、足三阳经之交会穴，可贯达全身，通达阴阳脉络，对调节机体的阴阳平衡起着重要的作用。《针灸资生经》中称百会"百病皆主"。

风府穴

风府穴为督脉、阳维脉之交汇处，乃治风之要穴，具有散风息风、通关开窍之效。

太溪穴

肾主藏精，在体合骨，生髓，肾精的盛衰直接影响脑髓的充盈，《素问·五藏生成》说："诸髓者，皆属于脑。"故取肾经原穴太溪以补髓海之不足。

　　《灵枢·海论》曰："脑为髓之海，其输上在于盖，下在风府。"髓海之输上在于盖，是指巅顶部的百会穴。因此，髓海不足引起的健忘，可选取髓海所输注穴百会、风府进行治疗。

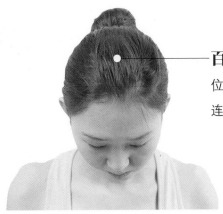

百会穴

位于头顶正中线与两耳尖
连线的交叉处。

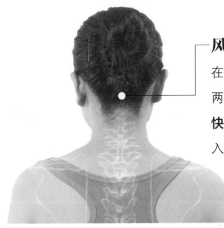

风府穴

在颈后区，枕外隆突下，
两侧斜方肌之间凹陷中。

快速取穴： 在后正中线，
入后发际上一横指。

太溪穴

位于足内侧，内踝后方，
在内踝尖与跟腱之间的凹
陷处。

简易分步按摩法

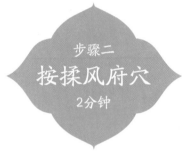

步骤一
点按、按揉
百会穴
2分钟

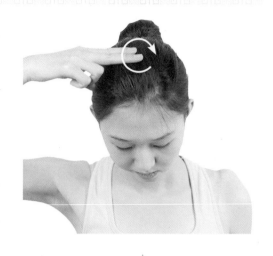

患者坐位，以食指、中指指端置于百会穴处，行点按法；继之以按揉法，共2分钟。

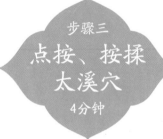

步骤二
按揉风府穴
2分钟

步骤三
点按、按揉
太溪穴
4分钟

患者端坐，以食指和中指指端置于风府穴处，行按揉法操作。

患者坐于凳子上，行自我按摩法。以一手拇指指端抵于太溪穴，做点按刺激，然后继之以拇指按揉法操作。双侧交替，共4分钟。

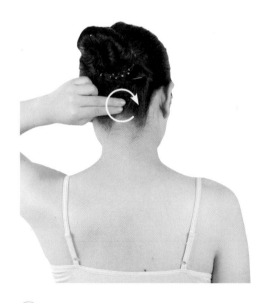

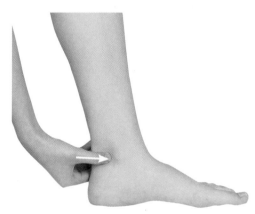

心悸

心悸为中医病名，包括惊悸与怔忡。病位在心，病证有虚实之分，临床上以虚证多见。心脾两虚型者多因久病体虚，劳累过度，伤及心脾，影响脾胃，导致气血亏损，心神失养而发病；气阴两虚者因肾阴不足，水不济火，以致心火扰神而致。

气阴两虚型	主要症状：心悸而烦，不得安眠，口咽干燥，神疲乏力，气短，腰膝酸软，大便干结，耳鸣，舌红少苔，脉细数。

配穴有理	心俞穴＋太溪穴＋三阴交穴	益气养阴，调心定悸

心俞穴	太溪穴	三阴交穴
心，心脏；俞，输注。本穴是心气转输于后背体表的部位。按揉心俞穴，可宽胸理气、通络安神，可增强心肺正常的生理功能，可缓解心惊气促、心悸等心血管疾病症状。	中医治疗强调整体观念，太溪穴为足少阴肾经原穴，故加太溪穴以益肾阴，滋肾阴以济心阴。	三阴交穴为肝、脾、肾三经交会穴，可健脾、疏肝、益肾。在此加三阴交穴可育阴安神。

气阴两虚型心悸以心俞穴调心气，加太溪穴益气养肾阴，加三阴交穴育阴安神。

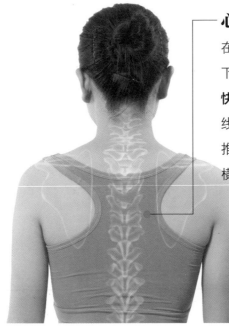

心俞穴

在背部，当第5胸椎棘突下，旁开1.5寸。

快速取穴： 肩胛骨下角水平线与脊柱相交椎体处，往上推2个椎体，其下缘旁开两横指处即是。

太溪穴

位于足内侧，内踝后方，在内踝尖与跟腱之间的凹陷处。

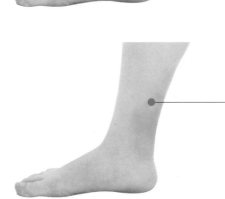

三阴交穴

在小腿内侧，内踝尖上3寸（约四横指），胫骨内侧缘后际。

简易分步按摩法

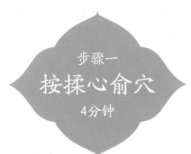

步骤一
按揉心俞穴
4分钟

患者身体放松，操作者以拇指指端置于心俞穴，行按揉法操作。双侧交替进行，亦可两侧同时按揉（2分钟）。

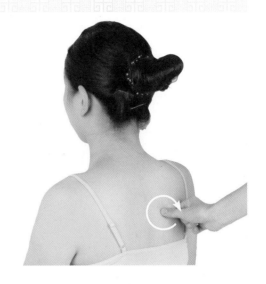

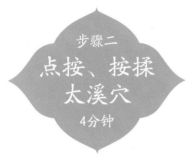

步骤二
点按、按揉太溪穴
4分钟

患者坐于凳子上，行自我按摩法。以一手拇指指端置于太溪穴，做点按的刺激，然后继之以拇指按揉法操作。双侧交替，共4分钟。

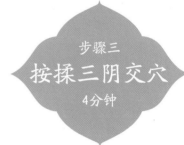

步骤三
按揉三阴交穴
4分钟

患者可行自我按摩法。以一手拇指指端置于其三阴交穴处，行和缓的按揉法操作。双侧交替进行，共4分钟。

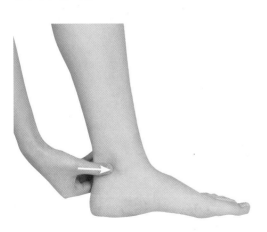

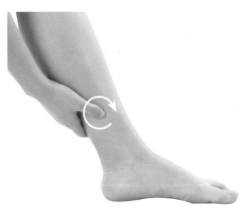

面瘫

周围性面瘫又称 Bell 麻痹或面神经炎，为面神经管内面神经的非特异性炎症引起的周围性面肌瘫痪。一般症状是口眼歪斜，无法完成抬眉、闭眼、鼓嘴等动作。它是一种常见病、多发病，任何年龄均可发病，男女发病率相近，绝大多数为一侧性，双侧者甚少。本节介绍的方法，可用于周围性面瘫的保健按摩。本病临床上以风邪入络者多见。

配穴有理	颊车穴+地仓穴+养老穴	疏风通络

颊车穴

颊车穴为足阳明胃经经穴，可祛风清热、开关通络。刺激此穴可疏解和鼓舞阳明经气、调和气血，使营卫和，经络气血充，经脉得以滋养。

地仓穴

《针灸甲乙经》："口缓不收，不能言语……地仓主之。"

养老穴

养老穴是手太阳小肠经的郄穴，而郄穴为邪气深聚及气血深聚之处；又手太阳小肠经经脉循行至目内眦，经脉所过主治所及，所以养老穴可用于面瘫的治疗。

刺激以上穴位能疏通面部经气，调理气血，扶正祛邪，改善局部症状。

定位有方

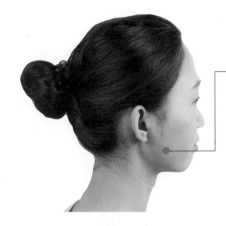

颊车穴

在面颊部，下颌角前上方大约一横指（中指）处。

快速取穴： 上下牙关咬紧时，会隆起一个咬肌高点，按之有凹陷处即是。

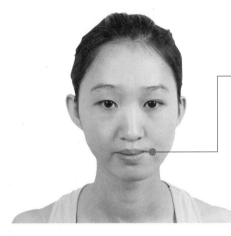

地仓穴

在面部，口角外侧，口角旁开0.4寸，两眼平视时上直对瞳孔。

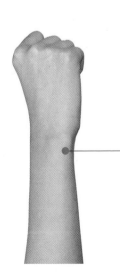

养老穴

在前臂外侧，腕背横纹上1寸，尺骨小头近端桡侧（拇指侧）凹陷中。

简易分步按摩法

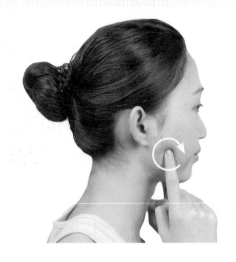

步骤一
按揉颊车穴
3分钟

　　患者端坐位，行自我按摩法。以双手食指指腹分别置于两侧颊车穴处，缓缓行按揉法操作。

步骤二
按揉地仓穴
3分钟

　　患者端坐位，行自我按摩法。以双手食指指腹分别置于两侧地仓穴处，缓缓行按揉法操作。

步骤三
按揉养老穴
4分钟

　　患者端坐位，行自我按摩法。以一手食指或拇指指端按于养老穴处，缓缓行按揉法操作。双侧交替进行，共4分钟。

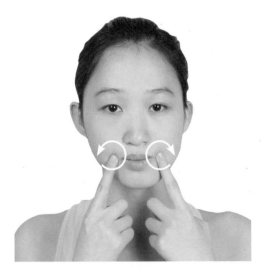

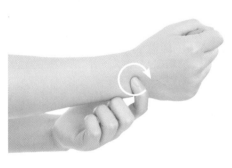

胁肋胀痛

胁肋胀痛即胁肋部发胀作痛，多由气郁痰凝、肝经虚寒、肝火犯肺、瘀血停滞等所致，临床上以肝气郁滞所致胁肋胀痛者多见。

肝气郁滞型	主要症状：胁肋胀痛不舒，或流窜作痛，不得转侧，疼痛因情绪变化而增减，兼见胸闷、呕逆、腹痛便泄、便后不爽、脉弦等。

配穴有理	神门穴 + 内关穴 + 太冲穴	理气调神，疏肝解郁

神门穴

神门穴为手少阴心经之原穴，原穴是脏腑原气输注、经过和留止于十二经脉四肢部的腧穴，取之以宁心、安神。

内关穴

内关穴为手厥阴心包经络穴，古人谓心包有代心行令之功，故亦主脉藏神，取之以安神益智。

太冲穴

肝气郁滞以疏肝理气为主，太冲穴乃足厥阴肝经的原穴，是肝脏原气经过和留止的部位，可治疗肝胆病变，为疏肝理气的要穴。

中医学认为肝气郁滞多因情志不畅所致，日久可以由气及血，导致脏腑阴阳气血失调，与心、肝等脏关系密切。因此其治疗以取心、肝经经穴为主。

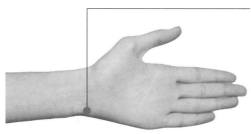

神门穴

位于腕横纹尺侧端（即小指侧），尺侧腕屈肌腱的桡侧凹陷处。

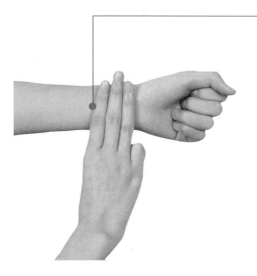

内关穴

在前臂掌侧，腕横纹上2寸（约三横指），掌长肌腱与桡侧腕屈肌腱之间（两条索状大筋之间）。

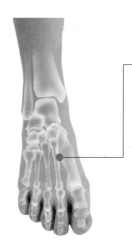

太冲穴

位于足背，第1、第2跖骨间，跖骨结合部前方凹陷处。

快速取穴：沿第1、第2趾间横纹向足背上推，感觉到有一凹陷处即是。

简易分步按摩法

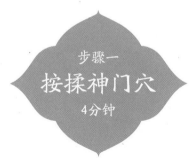

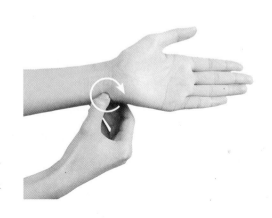

步骤一
按揉神门穴
4分钟

患者坐位，行自我按摩法。以一手拇指指端置于对侧上肢神门穴处，行按揉法；双侧交替进行，共4分钟。

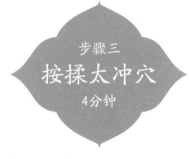

步骤二
指拨、按揉内关穴
4分钟

步骤三
按揉太冲穴
4分钟

患者坐位，行自我按摩法。以一手拇指指端置于对侧上肢内关穴处，行指拨法，继之以按揉法；双侧交替进行，共4分钟。

患者坐于床上，以一手拇指指端置于对侧下肢太冲穴，行按揉法。双侧交替进行，共4分钟。

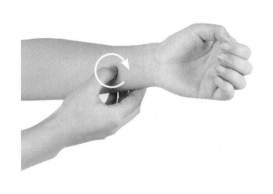

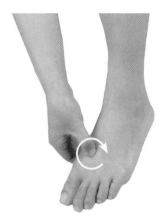

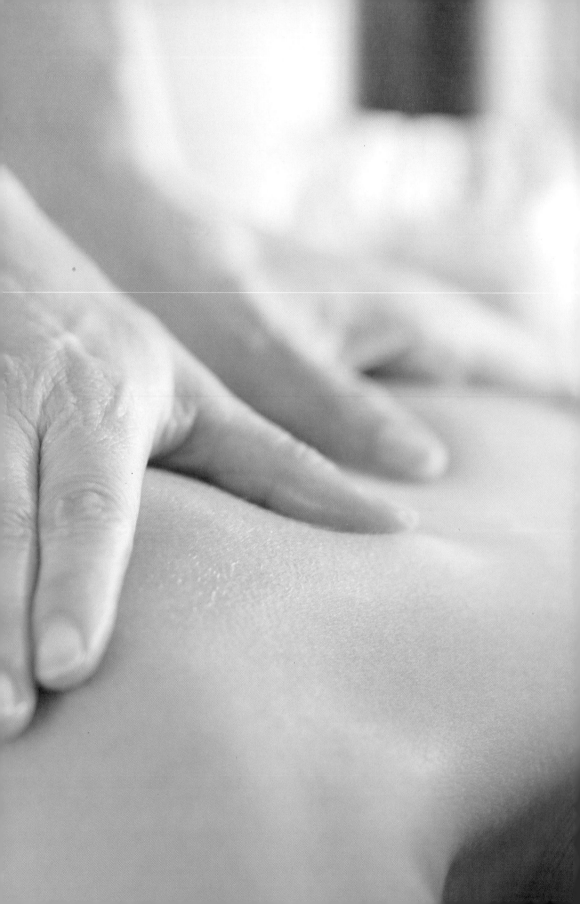

第六章

呼吸循环科病症
穴位巧搭配

感冒

感冒是感受触冒风邪所导致的常见外感疾病，又称"伤风"、急性鼻炎或上呼吸道感染，多呈自限性。本病一年四季均可发生，尤以冬、春季多见。

主要症状：鼻塞，流涕，打喷嚏，咳嗽，头痛，恶寒，发热等。

配穴有理	风池穴+肩井穴+肺俞穴	表散外邪，疏风通络

风池穴

风为阳邪，其性轻扬。头顶之上，唯风可到。风池穴为足少阳胆经、阳维脉之会，乃风邪蓄积之所，可疏风散邪。

肩井穴

肩井穴具有良好的发汗解表退热功效，手法得宜，可以收到发汗的效果。

肺俞穴

肺俞穴是肺脏气血输注于背部的腧穴，可以反映肺脏气血的盛衰，刺激肺俞穴有解表宣肺、肃降肺气的作用，对肺脏气血起调节作用，损有余而补不足，使人体气血阴阳维持动态平衡。

除以上外感风邪的基本配穴之外，风寒偏重者加取太阳穴（定位见第99页）、手太阳络穴支正穴；风热偏重者加外关穴、风府穴、曲池穴。

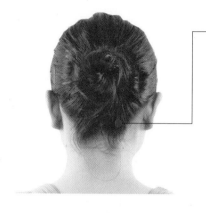

风池穴

位于颈部，当枕骨之下，与风府穴相平，胸锁乳突肌与斜方肌上端之间的凹陷处。

快速取穴：正坐，后头骨下两条大筋外缘陷窝中，与耳垂平齐处。

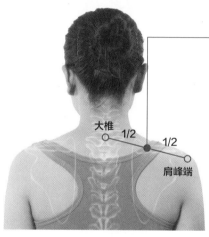

肩井穴

大椎（定位见第14页）与肩峰端连线的中点上，前直对乳中。

快速取穴：乳头正上方与肩线交接处。

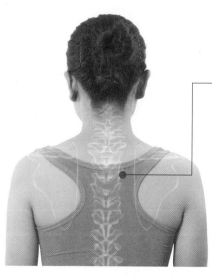

肺俞穴

在背部，当第3胸椎棘突下，旁开1.5寸。

快速取穴：低头屈颈，颈背交界处椎骨高突向下推3个椎体，其下缘旁开两横指处。

步骤一
按揉风池穴
2分钟

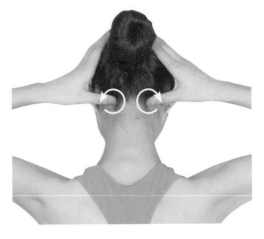

患者端坐位，双手抱头，以双手拇指指端分别置于双侧风池穴，和缓按揉2分钟。

步骤二
拿揉肩井穴
2分钟

患者端坐位，操作者立于其身后，以拇指指腹置于肩井穴，其余四指指腹放于肩前，行拿揉法操作。可双侧同时进行（2分钟），亦可两侧交替进行（4分钟）。

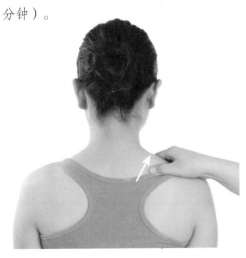

步骤三
按揉肺俞穴
3分钟

患者端坐位，身体放松。操作者以双手拇指指端置于肺俞穴，行按揉法操作。可双侧同时进行（3分钟），也可两侧交替进行（6分钟）。

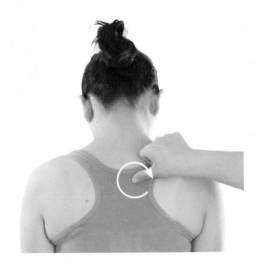

发热

发热，症状名。正常人在体温调节中枢的调控下，机体的产热和散热过程经常保持动态平衡，当机体在致热原作用下或体温中枢发生功能障碍时，使产热过程增加，而散热不能相应地随之增加，体温超过正常范围，称为发热。外感风寒引起的发热，推拿治疗效果较好。

外感风寒型	主要症状：恶寒重，发热轻，无汗头痛，四肢关节酸痛，鼻塞声重，时流清涕，口不渴或渴喜热饮，苔薄白，脉浮或浮紧。

配穴有理	风池穴+曲池穴+合谷穴	疏风散寒，退热

风池穴	曲池穴	合谷穴
风为阳邪，其性轻扬。头顶之上，唯风可到。风池穴属足少阳胆经，具有疏风通络、散寒止痛的作用，故可用于风寒侵袭所致发热。	曲池穴，为手阳明大肠经合穴，可调节全身功能，具有清热祛风、调和营卫等作用，可用于外感发热。	合谷穴为手阳明大肠经原穴，可疏风解表、调和营卫，对热病无汗者可发汗，多汗者可敛汗。

曲池穴、合谷穴相配为治疗高热的经验穴，主治头面、五官咽喉疾病，有退热功效，是治疗目赤、流涕、咽喉肿痛及发热的要穴。

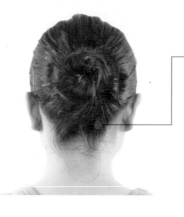

风池穴

位于颈部，当枕骨之下，与风府穴相平，胸锁乳突肌与斜方肌上端之间的凹陷处。

快速取穴： 正坐，后头骨下两条大筋外缘陷窝中，与耳垂平齐处。

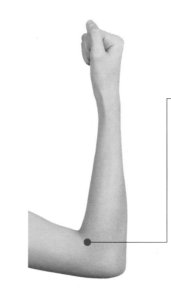

曲池穴

屈肘成直角，当肘弯横纹尽头处。

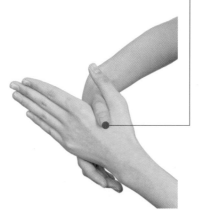

合谷穴

在手背，第1、2掌骨间，当第2掌骨桡侧的中点处。

快速取穴： 1.拇指、食指并拢，于最高点取之。

2.以一手拇指指关节横纹，放在另一手的拇指、食指之间的指蹼缘上，屈指时当拇指尖尽处即为此穴。

简易分步按摩法

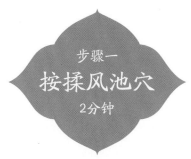

步骤一
按揉风池穴
2分钟

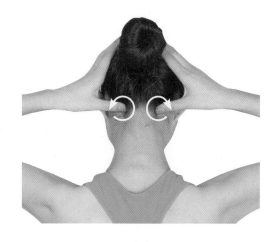

　　患者端坐位，双手抱头，以双手拇指指腹分别置于双侧风池穴，施以和缓的按揉法。

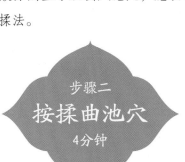

步骤二
按揉曲池穴
4分钟

步骤三
指拨、按揉合谷穴
4分钟

　　患者坐位，肢体放松，以拇指指端置于曲池穴，缓缓行按揉法操作。

　　患者坐位，肢体放松，以拇指指端置于合谷穴，行指拨法，然后缓缓行按揉法操作。双侧交替进行，共4分钟。

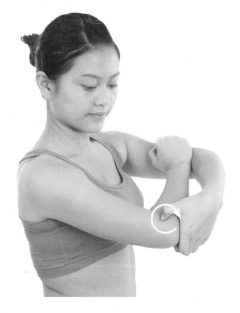

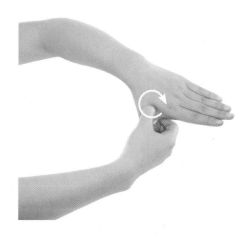

咳嗽

咳嗽是人体清除呼吸道内的分泌物或异物的保护性呼吸反射动作。虽然咳嗽有其有利的一面，但剧烈长期咳嗽可导致呼吸道出血。在诊断时需要正确区分一般咳嗽和咳嗽变异性哮喘，防止误诊。中医学认为肺司呼吸，外合皮毛，风寒外感，最易袭表犯肺，肺气被束，失于宣发肃降而上逆，发为咳嗽。

风寒袭肺型	主要症状：痰多色稀白，呈泡沫状，喉间有痰声，易咳出，且头痛，鼻塞，流清涕，或伴有怕冷、畏寒、无汗，舌淡红，苔薄白，脉浮紧。

配穴有理	肺俞穴＋风门穴＋天突穴	解表散寒，宣肺止咳

肺俞穴

肺俞为肺的背俞穴，为肺经之气输注于背部之处，是治疗呼吸系统疾病的重要腧穴，有宣肺解表、止咳祛痰、降气平喘的作用。现代研究表明针刺肺俞可增强呼吸功能，使肺通气量、肺活量及耗氧量增加，减小气道阻力，从而促进支气管内炎性物质的吸收。

风门穴

风门穴是足太阳膀胱经与督脉交会穴，既能疏散在表之邪，又能宣发、肃降肺气，主治咳嗽、头痛、发热、哮喘、感冒等。

天突穴

天突穴为任脉经穴，又为阴维脉、任脉之交会穴，能宣通肺气、祛痰利咽止咳，临床多用于咳嗽、呃逆、哮喘、咽喉肿痛、小儿感冒等。

诸穴合用可调节脏腑经络功能，肺气宣畅则咳嗽自止。

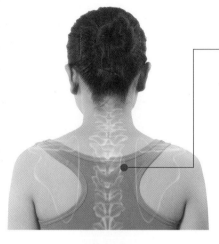

肺俞穴

在背部，当第3胸椎棘突下，旁开1.5寸。

快速取穴： 低头屈颈，颈背交界处椎骨高突向下推3个椎体，下缘旁开两横指处。

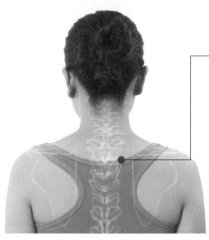

风门穴

在第2胸椎棘突下，旁开1.5寸。

快速取穴： 低头屈颈，颈背交界处椎骨高突向下推2个椎体，其下缘旁开两横指处。

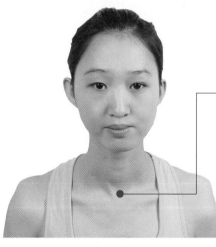

天突穴

在颈部，当前正中线上，胸骨上窝中央。

步骤一
指拨、按揉
肺俞穴
3分钟

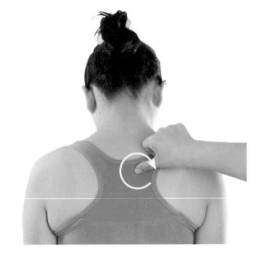

患者身体放松。操作者以拇指指端置于肺俞穴，先行横向拨动，再行拇指按揉。两侧交替进行（6分钟），也可双侧同时进行（3分钟）。

步骤二
指拨、按揉
风门穴
3分钟

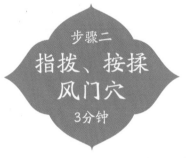

患者俯卧于床上，身体放松。操作者以拇指指端置于风门穴，先行横向拨动，再行拇指按揉。两侧交替进行（6分钟），也可双侧同时进行（3分钟）。

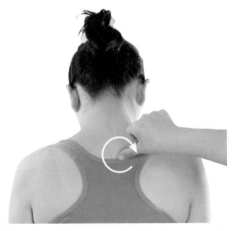

步骤三
按揉天突穴
2分钟

患者身体放松，以食指指端置于天突穴处，行和缓的按揉法。

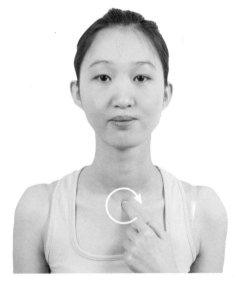

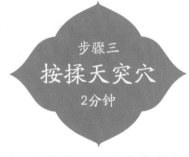

咽喉肿痛

咽喉肿痛是一种最常见的症状，多发于寒冷季节，感冒、扁桃体炎、鼻窦炎、百日咳、咽喉炎患者通常都伴有咽喉肿痛。多数急性咽喉肿痛会在数天至数周内自动消失。如果疼痛持续存在或在几天内加重，则需要看医生。对于咽喉肿痛，中医认为其多由风热、热毒所致，其中以风热犯肺者多见。

风热犯肺型	主要症状：咽喉肿痛，恶寒轻，发热重，咳嗽，咳痰黄稠、不易咳出，舌红，脉浮数。

配穴有理	少商穴＋合谷穴＋涌泉穴	疏风散热，清肺化痰

少商穴

少商为手太阴肺经井穴，为治疗咽喉肿痛的特效穴位，能够清肺热、利咽喉、疏风解表、消散郁热，主治咳嗽、咽喉肿痛、慢性咽炎、扁桃体炎、中暑、感冒等。

合谷穴

合谷穴为手阳明大肠经的原穴，其主治范围广泛，疗效显著。合谷以治疗头面五官疾病见长，《玉龙歌》说："头面纵有诸样症，一针合谷效如神。"主治外感发热、头痛目眩、鼻塞、牙痛、咽喉肿痛等。

涌泉穴

涌泉位于人身最低处。涌泉可滋水涵木、清心热、潜肝阳、降逆火。刺激涌泉穴能激发经气，制其偏亢，调整机体阴阳，使其恢复平衡。

取少商穴以清肺热，肺与大肠相表里，取合谷穴以疏风解表、宣肺利窍，取涌泉穴可奏滋水（肾）涵木（肝）之效，如此咽喉肿痛可除。

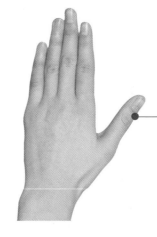

少商穴

位于手拇指端。伸直拇指后寻其指甲根部，两侧呈角状，在桡侧指甲角旁0.1寸处。

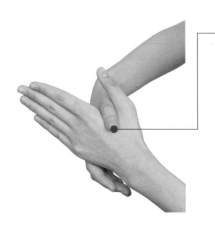

合谷穴

在手背，第1、2掌骨间，当第2掌骨桡侧的中点处。

快速取穴： 1.拇指、食指并拢，于最高点取之。

2.以一手拇指指关节横纹，放在另一手的拇指、食指之间的指蹼缘上，屈指时当拇指尖尽处即为此穴。

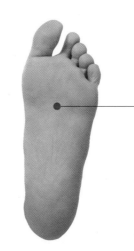

涌泉穴

位于足底部，屈足卷趾时足心最凹陷处，即卷足时足底前1/3凹陷处。

简易分步按摩法

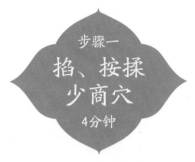

步骤一

掐、按揉少商穴

4分钟

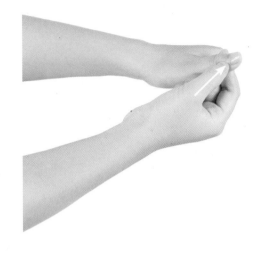

患者坐位，行自我按摩法。以一手指甲端置于对侧少商穴，行掐法治疗，继以按揉法和之。双侧交替进行。

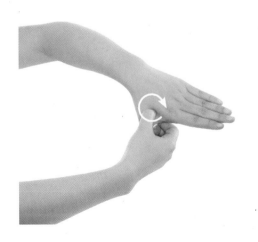

步骤二

掐、按揉合谷穴

4分钟

患者坐位，行自我按摩法。以一手指甲端置于对侧合谷穴，行掐法治疗，继以按揉法和之。双侧交替进行。

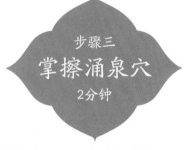

步骤三

掌擦涌泉穴

2分钟

患者坐位，行自我按摩法。以手掌面置于其足底涌泉穴，快速摩擦。双侧交替进行。

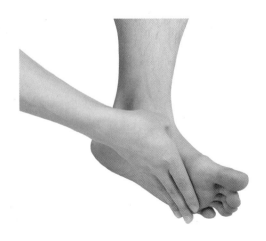

哮喘

哮喘为一种肺部疾病，是由过敏原或非过敏因素引起的一种气道反应性增高性疾病，其特征为可逆性气道阻塞。本病属中医学的"喘证""哮证""饮证"。临床上以肺寒、肺虚者多见。

肺寒型	主要症状：喘咳，怕冷，无汗，肩部僵硬，多嚏，或头痛鼻塞，痰白稀薄，四肢发冷，舌白，脉浮而紧。

配穴有理	风门穴＋中府穴＋肩井穴	散寒肃肺，理气定喘

风门穴

《备急千金要方》认为针灸治疗哮喘要审因而治。太阳经为三阳之首，六经之藩篱，可固表以温肺散寒。以风门组方治疗因寒而致的哮喘，使气机升降有常，亦利于肺之肃降。

中府穴

"肺为五脏华盖，百脉取气于肺，喘既动气，故以肺为主。"所以肃肺利气乃为实喘的治疗大法。故临床上治疗实喘的重点在肺，而肺的募穴中府使用率最高。

肩井穴

肩井属足少阳胆经，系手少阳三焦经、足少阳胆经、足阳明胃经与阳维脉之会，因此可以治疗本经病证，又可以治疗交会经脉的病证。拿肩井穴可以发汗解表、舒筋活血、松解痉挛、降逆理气、散结补虚、活络消肿，是临床上治疗哮喘的常用穴。

配伍讲究配伍原则，如《素问·至真要大论》所云："主病之谓君，佐君之谓臣，应臣之谓使。"根据病情需要，制定相应的配穴法则。以上诸穴相配，可散寒肃肺、理气定喘。

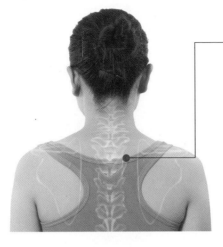

风门穴

在第2胸椎棘突下，旁开
1.5寸。

快速取穴：低头屈颈，颈
背交界处椎骨高突向下推
2个椎体，其下缘旁开两
横指处。

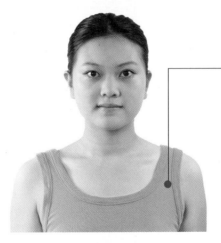

中府穴

正立，两手叉腰，锁骨外
侧端下缘有三角窝，由此
窝正中垂直向下平第1间
隙处（约向下一横指处）
即是此穴。

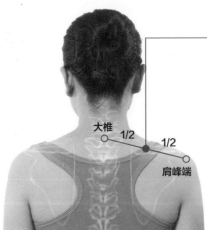

肩井穴

大椎（定位见第14页）与肩
峰端连线的中点上，前直对
乳中。

快速取穴：乳头正上方与肩
线交接处。

步骤一
按揉风门穴
3分钟

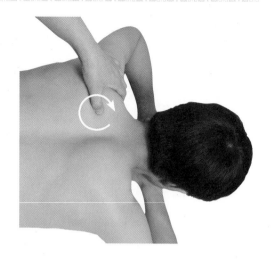

患者俯卧于床上，身体放松。操作者以拇指指端置于风门穴，先行横向拨动，再行拇指按揉法操作。可两侧交替进行（6分钟），亦可双侧同时进行（3分钟）。

步骤二
按揉中府穴
4分钟

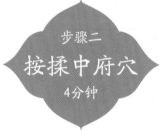

以食指和中指指端置于中府穴，行按揉法操作，以微微觉痛为度。双侧交替进行，共4分钟。

步骤三
拿肩井穴
2分钟

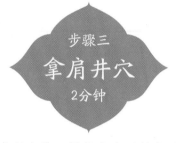

患者坐位，操作者立于其身后，以拇指指端置于肩井处，行"捏而提起"的拿法操作。可两侧交替进行（4分钟），亦可两侧同时进行（2分钟）。

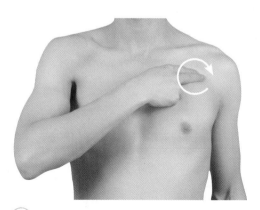

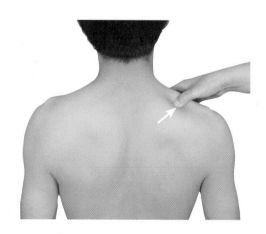

肺虚型	主要症状：咳喘气短，痰多清稀，没有精神，容易疲乏，语低懒言，怕冷，自汗。

配穴有理	肺俞穴+肾俞穴+足三里穴	补肺定喘

肺俞穴	肾俞穴	足三里穴
张介宾曰："五脏居于腹中，其脉气俱出于背之足太阳经，是为五脏之俞。"肺俞穴是肺脏气血输注于背部的腧穴，故治疗虚喘可取肺俞穴。	肺俞穴、肾俞穴均可温补脏腑之气。肾为气之根，取肾俞穴是从肾气以生肺气来论治虚喘。	脾胃为后天之本，而足三里穴为足阳明胃经之要穴，该穴有强壮作用，为保健要穴。

《内经》所云："邪之所凑，其气必虚。"只有在阳气虚弱、温煦防御功能低下，机体正气不足时，致病因子才有可乘之机，因此温补肺气、降气止喘乃治之大法。

定位有方

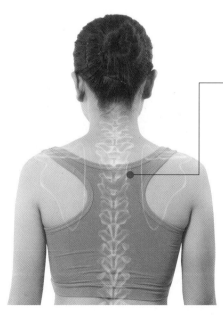

肺俞穴

在背部，当第3胸椎棘突下，旁开1.5寸。

快速取穴： 低头屈颈，颈背交界处椎骨高突向下推3个椎体，其下缘旁开两横指处。

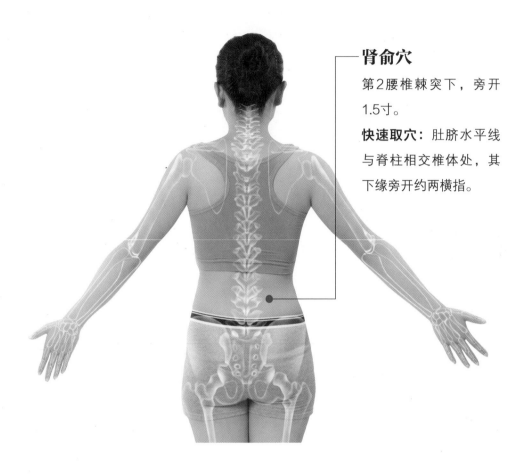

肾俞穴

第2腰椎棘突下，旁开
1.5寸。

快速取穴： 肚脐水平线
与脊柱相交椎体处，其
下缘旁开约两横指。

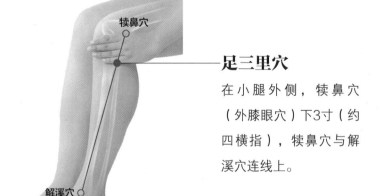

犊鼻穴

解溪穴

足三里穴

在小腿外侧，犊鼻穴
（外膝眼穴）下3寸（约
四横指），犊鼻穴与解
溪穴连线上。

简易分步按摩法

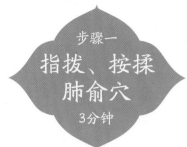

步骤一
指拨、按揉
肺俞穴
3分钟

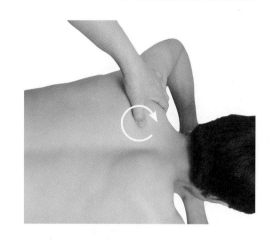

患者身体放松。操作者以拇指指端置于肺俞穴，先行横向拨动，再行拇指按揉法操作。可两侧交替进行（6分钟），也可双侧同时进行（3分钟）。

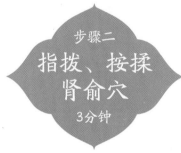

步骤二
指拨、按揉
肾俞穴
3分钟

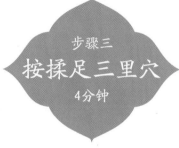

步骤三
按揉足三里穴
4分钟

患者俯卧于床上，身体放松，也可自我按摩。操作者以双手拇指指端置于两肾俞，先行横向拨动，再行拇指按揉法操作。双侧同时进行。

患者坐位，以拇指指端置于其一侧足三里穴，行拇指按揉法；双侧交替，共4分钟。

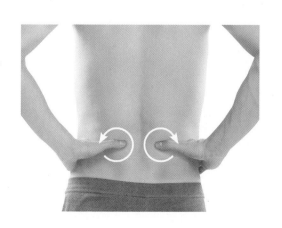

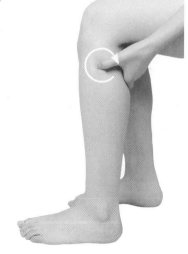

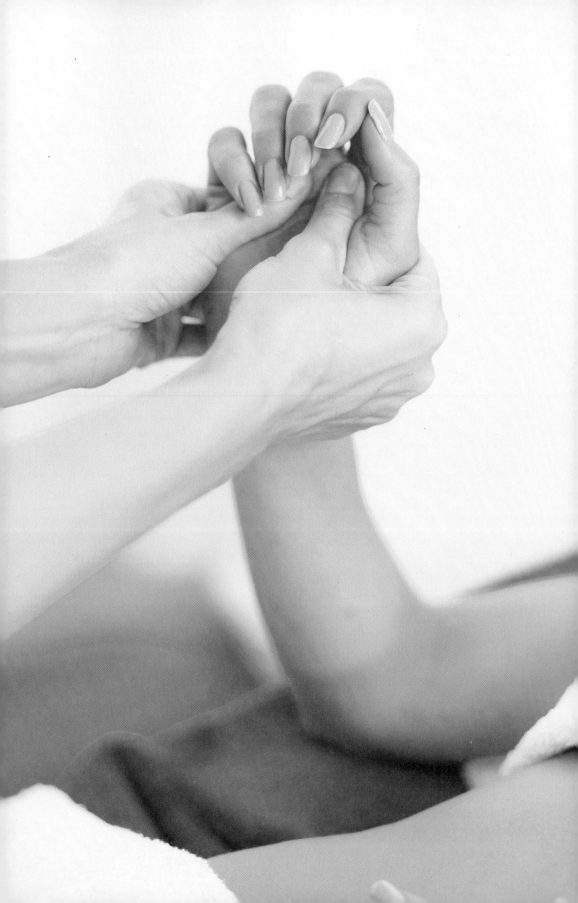

第七章

慢性疾病
穴位巧搭配

高血压

　　高血压是指以体循环动脉血压增高［收缩压 ≥ 140 毫米汞柱和（或）舒张压 ≥ 90 毫米汞柱］为主要特征，可伴有心、脑、肾等器官的功能或器质性损害的临床综合征。高血压是最常见的慢性病，也是心脑血管病最主要的危险因素。临床上，高血压病以肝阳上亢者多见，肝阳上亢是由肝肾阴亏，肝阳亢扰于上的上实下虚证候。

肝阳上亢型	主要症状：除血压高之外，还可见头目眩晕、胀痛，头重脚轻，腰膝酸软，舌红少津，脉弦或弦细数。

配穴有理	曲池穴+足三里穴+太冲穴	清热平肝降压

曲池穴

曲池穴为手阳明大肠经之合穴，是大肠经气血最旺盛的部位，而阳明经多气多血，且"合主逆气而泄"，故刺激曲池穴能摄纳阳明气血，进而通过平亢盛之肝阳、镇上逆之邪火，以发挥降压作用。

足三里穴

足三里穴属足阳明胃经，同为多气多血之经，而气血调和及经络疏通是血压下降的重要原因，所以刺激足三里穴可收降压之效。

太冲穴

太冲穴为足厥阴肝经的输穴、原穴，《灵枢·九针十二原》云："五脏有疾，当取之十二原。"故选太冲穴以"泻其有余，补其不足，阴阳平复"，使肝气疏泄条达，阴阳平衡，以达降压之效。

　　太冲穴引阳气下行，与足三里，一阳一阴，一气一血，一升一降，相互制约，相互为用，阴平阳秘，疾病乃除。三穴上下相配，达到降压效果。

定位有方

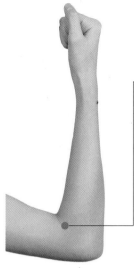

曲池穴

屈肘成直角，当肘弯横纹尽头处。

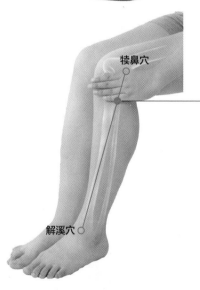

足三里穴

在小腿外侧，犊鼻穴（外膝眼穴）下3寸（约四横指），犊鼻穴与解溪穴连线上。

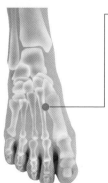

太冲穴

位于足背，第1、第2跖骨间，跖骨结合部前方凹陷处。

快速取穴： 沿第1、第2趾间横纹向足背上推，感觉到有一凹陷处即是。

简易分步按摩法

步骤一
按揉曲池穴
4分钟

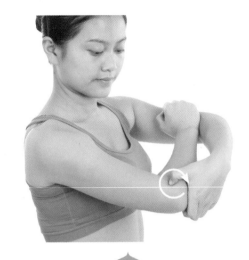

患者坐位，以拇指指端置于曲池穴，行按揉法操作。双侧交替进行，手法刺激宜稍重。

步骤二
按揉足三里穴
4分钟

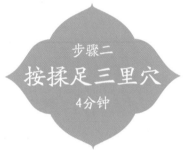

患者坐位，以拇指指端置于足三里穴，行按揉法操作。双侧交替进行，手法刺激宜稍重。

步骤三
指掐、按揉太冲穴
4分钟

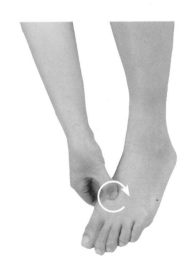

患者坐位，以拇指指端置于太冲穴，行指掐法刺激；继之以按揉法操作。双侧交替进行，手法刺激宜稍重。

高脂血症

高脂血症是指血脂水平过高，可直接引起一些严重危害人体健康的疾病，如动脉粥样硬化、冠心病、胰腺炎等。中医学认为其基本病机为本虚标实，本虚以脾、肾虚为主，标实为痰、瘀，病位在血脉。脾为生痰之源，痰又可阻于血脉影响气血运行，导致血瘀，血瘀日久，又可阻碍气机的升降出入，导致津液停滞成痰，最终痰瘀同病而成高脂血症。

配穴有理	内关穴+足三里穴+丰隆穴	健脾和胃化痰

内关穴	足三里穴	丰隆穴
内关穴为手厥阴心包经的络穴，八脉交会穴之一，通于阴维脉。故内关穴可以疏通经络，又心主血脉，又主神明，心包为心之外膜，络为膜外气血通行的道路，心不受邪，由心包代心受邪而为病，故凡邪犯心包影响心脏的神志病和气滞脉中之心络瘀阻所致疾病可取本穴。	足三里穴为足阳明胃经之合穴，有补益脾胃、升发脾阳、消滞助运等功能。现代研究证明刺激该穴对消化系统及血液生化的影响最为显著。	丰隆穴为足阳明经络穴，可健脾和胃化痰，为化痰要穴。同时因为胃经的经别上通于心，故刺激丰隆穴亦可活血祛瘀防治胸痹，故选丰隆穴。

足三里穴、丰隆穴均为足阳明胃经经穴。足阳明经为多气多血之经，善治脾胃疾患及气血、血脉等方面的疾病。诸穴合用以达补脾、健脾、运脾的目的，以达到降脂的功效。

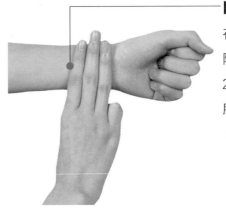

内关穴

在前臂掌侧，当曲泽与大陵的连线上，腕横纹上2寸（约三横指），掌长肌腱与桡侧腕屈肌腱之间（即两条索状筋之间）。

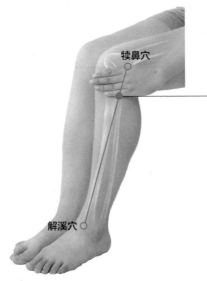

犊鼻穴

解溪穴

足三里穴

在小腿外侧，犊鼻穴（外膝眼穴）下3寸（约四横指），犊鼻穴与解溪穴连线上。

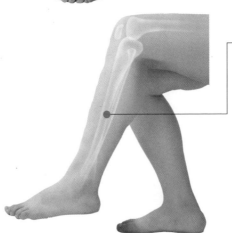

丰隆穴

在小腿外侧，外踝尖上8寸，条口穴外1寸，胫骨前嵴外两横指处。

快速取穴： 定位足三里穴后，向下量六横指凹陷处即是。

简易分步按摩法

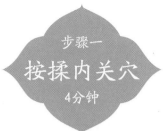

步骤一
按揉内关穴
4分钟

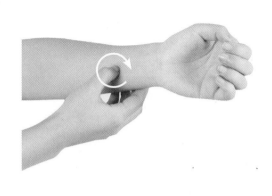

患者坐位，肢体放松，行自我按摩法。以一手拇指指端按于内关穴处，缓缓行按揉法。双侧交替，共4分钟。

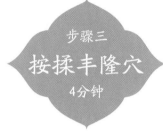

步骤二
按揉足三里穴
4分钟

步骤三
按揉丰隆穴
4分钟

患者坐位，以一手拇指指端置于足三里穴处，行和缓的按揉法操作。双侧交替进行，共4分钟。

患者坐位，以一手拇指指端置于丰隆穴处，行和缓的按揉法操作。双侧交替进行，共4分钟。

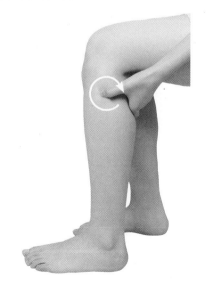

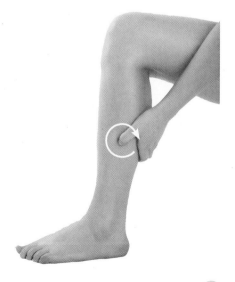

糖尿病

糖尿病是一组以高血糖为特征的代谢性疾病。高血糖则是由于胰岛素分泌缺陷或其生物作用受损，或两者兼有而致。糖尿病的危害主要在于长期存在的高血糖，导致各种组织，特别是眼、肾、心脏、血管、神经的慢性损害、功能障碍。糖尿病属中医"消渴"范畴，临床上以肾阴虚、胃热盛两型常见。

肾阴虚型	主要症状：尿频量多，混浊如脂膏，或尿甜，腰膝酸软，浑身乏力，头晕耳鸣，口干唇燥，皮肤干燥、瘙痒，舌苔薄白或少苔，舌质红少津，脉沉细或细数。

配穴有理	三阴交穴+列缺穴+照海穴	滋阴降火

三阴交穴	列缺穴	照海穴
三阴交穴为肝经、脾经、肾经的交会穴，具有健脾益胃、调肝补肾的作用，故刺激该穴可调节人体内的血糖状态。	列缺穴属手太阴肺经，为八脉交会穴之一，通于任脉，而任脉为"阴脉之海"，故刺激列缺穴可补肺益肾，用于肾阴不足引起的糖尿病。	照海穴属足少阴肾经，通于阴跷脉，而肾属水，故刺激此穴可滋养肾阴。

消渴的基本病机是阴虚燥热，以阴虚为本、燥热为标，故治疗应以养阴生津、清热润燥为基本原则。取列缺、照海相辅相成。此二穴"穴性"平和，共奏滋阴降火、补益肺肾之阴之功。

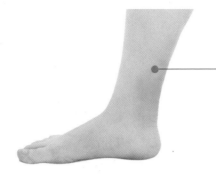

三阴交穴

在小腿内侧，内踝尖上3寸（约四横指），胫骨内侧缘后际。

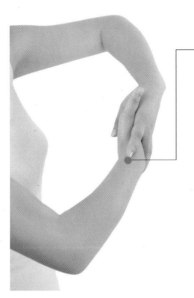

列缺穴

在前臂桡侧缘，桡骨茎突上方，腕横纹上1.5寸，当肱桡肌与拇长展肌腱之间。

快速取穴： 两手虎口自然平直交叉，一手食指押在另一手的桡骨茎突上，当食指尖到达之凹陷处即是。

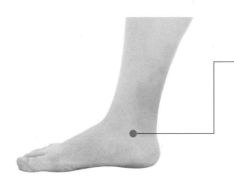

照海穴

内踝尖下1寸，内踝下缘边际凹陷中。

简易分步按摩法

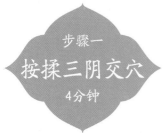

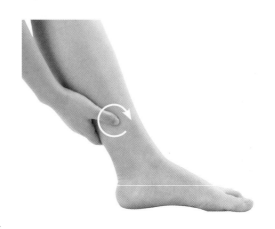

步骤一
按揉三阴交穴
4分钟

患者坐位，肢体放松，以一手拇指指端置于三阴交穴处，缓缓行拇指按揉法。双侧交替，共4分钟。

步骤二
按揉列缺穴
4分钟

患者坐位，行自我按摩法，以一手拇指指端置于对侧列缺穴，缓缓行按揉法。双侧交替进行。

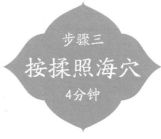

步骤三
按揉照海穴
4分钟

患者坐位，肢体放松，以一手拇指指端置于照海穴处，缓缓行拇指按揉法。双侧交替，共4分钟。

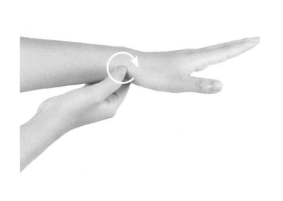

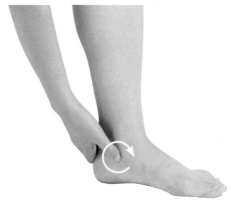

<table>
<tr><td>**胃热盛型**</td><td>主要症状：吃得多且容易饥饿，口渴多饮，咽干舌燥，形体消瘦，小便频数色黄，大便秘结或干燥，舌苔薄黄腻，脉滑实有力。</td></tr>
</table>

配穴有理	**曲池穴+足三里穴+胃俞穴**	清胃热，行气血

曲池穴

曲池穴为手阳明大肠经之合穴，为大肠经经气最强盛之穴，而阳明经又为多气多血之经，故刺激此穴可调节全身各脏腑的功能状态至生理平衡。

足三里穴

足三里穴为足阳明胃经之合穴，针之可以补元气，使气生津生。《灵枢·五邪》："邪在脾胃……阳气有余，阴气不足，则热中善饥……皆调于三里。"

胃俞穴

背俞穴是脏腑经气输注于背腰部的特定腧穴，它们与所属脏腑联系密切。刺激背俞穴可以调节胰岛素的分泌。取胃俞穴可调理中焦脾胃，以益气血生化之源，生津止渴。

曲池穴、足三里穴分属手阳明大肠经、足阳明胃经；三穴相配，是取多气多血之阳明经配背俞穴之法，共同达到行气血、清胃热的作用。

定位有方

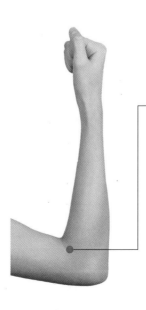

曲池穴

屈肘成直角，当肘弯横纹尽头处。

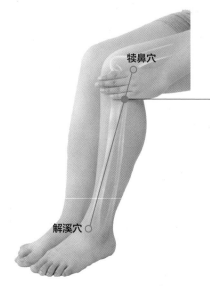

足三里穴

在小腿外侧，犊鼻穴（外膝眼穴）下3寸（约四横指），犊鼻穴与解溪穴连线上。

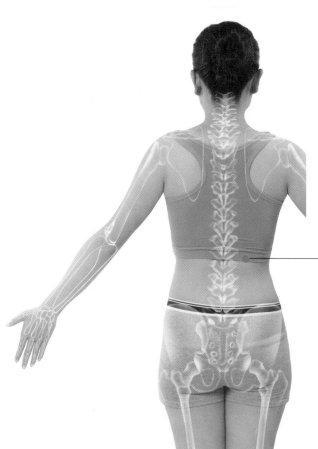

胃俞穴

在脊柱区，第12胸椎棘突下，后正中线旁开1.5寸。

快速取穴：肚脐水平线与脊柱相交椎体，向上推2个椎体，其上缘旁开约两横指。

简易分步按摩法

步骤一
**指拨、按揉
曲池穴**
4分钟

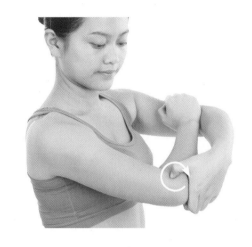

患者坐位，行自我按摩法。以一手拇指指端置于对侧曲池穴，行较重的横向拨动，继之以按揉法。双侧交替，共4分钟。

步骤二
按揉足三里穴
4分钟

步骤三
按揉胃俞穴
3分钟

患者坐位，肢体放松，以一手拇指指端置于足三里穴处，缓缓行拇指按揉法。双侧交替，共4分钟。

患者取合适体位，操作者以拇指指腹置于胃俞穴，缓缓行按揉法操作。双侧交替进行（6分钟），亦可两侧同时进行（3分钟）。

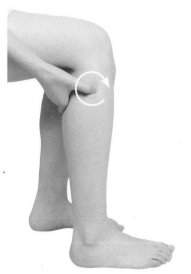

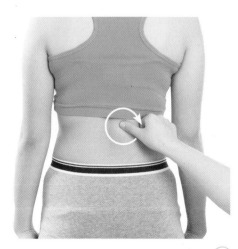

肥胖

肥胖是一种由多种因素引起的慢性代谢性疾病，以体内脂肪细胞的体积和数量增加导致体脂占体重的百分比异常增高，并在某些局部沉积过多脂肪为特点。单纯性肥胖患者全身脂肪分布比较均匀，没有内分泌紊乱现象，也无代谢障碍性疾病，其家族往往有肥胖病史。

中医理论认为，机体内由脾胃共同完成饮食的摄入、吸收、消化传输。如果饮食不节，过食肥甘厚物，则可使脾胃功能失常，水谷精微不能布散，痰湿瘀热积聚，导致肥胖的发生。

| 配穴有理 | 足三里穴+中脘穴+气海穴+丰隆穴 | 健脾化湿 |

足三里穴

足三里穴系足阳明胃经之合穴，为人体保健大穴；实验证明，刺激足三里穴能显著抑制因刺激下丘脑外侧区（LHA）引起的亢胃效应，达到抑制食欲的作用。

中脘穴

中脘穴属任脉，为胃之募穴，八会穴之腑会。刺激中脘穴具有健运脾胃，促进水谷水湿代谢的作用。

气海穴

气海为原穴，可益气助阳，为人体阳气蒸发阴液的关键之处，具有化湿理气的功效。

丰隆穴

丰隆穴是减肥要穴，为足阳明胃经之络穴，具有健脾化湿、化痰定喘、宁神通便的作用。

足三里穴为循经取穴，中脘穴、气海穴位于腹部，三者健运脾胃、化湿理气；丰隆穴用以助脾运化湿浊。诸穴合用，可达健脾化湿、理气化滞、通腑泻热、消脂减肥之功。

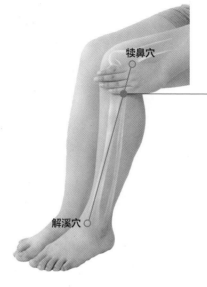

足三里穴

在小腿外侧，犊鼻穴（外膝眼穴）下3寸（约四横指），犊鼻穴与解溪穴连线上。

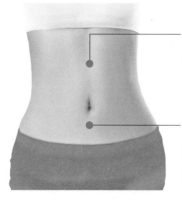

中脘穴

在上腹部，前正中线上，当脐中上4寸。

气海穴

在下腹部，前正中线上，当脐中下1.5寸（约两横指）。

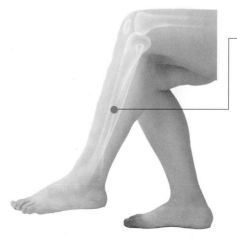

丰隆穴

在小腿外侧，外踝尖上8寸，条口穴外1寸，胫骨前嵴外两横指处。

快速取穴：定位足三里穴（第174页）后，向下量六横指凹陷处即是。

简易分步按摩法

步骤一
点按、按揉
足三里穴
4分钟

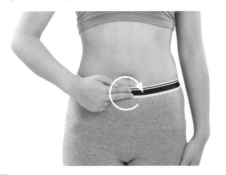

患者坐位，以拇指指端置于足三里穴，行点按手法刺激，继之以按揉法操作。双侧交替，共4分钟。

步骤二
按揉中脘穴
3分钟

患者取舒适体位，身体放松，行自我按摩法。以食指、中指指腹置于中脘穴，进行按揉法操作。

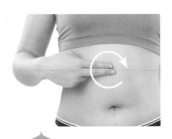

步骤三
按揉气海穴
3分钟

患者取舒适体位，身体放松，行自我按摩法。以食指、中指指腹置于气海穴，进行按揉法操作。

步骤四
点按、按揉
丰隆穴
4分钟

患者坐位，身体放松，以拇指指端置于丰隆穴，行点按手法刺激，继之以按揉法操作。双侧交替，共4分钟。

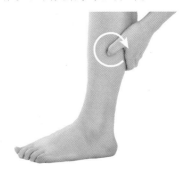

贫血

贫血是指人体外周血红细胞容量减少,低于正常范围下限的一种常见的临床症状。由于红细胞容量测定较复杂,临床上常以血红蛋白(Hb)浓度来代替。中医学认为,脾胃为气血生化之源,贫血多属心脾两虚者。

心脾两虚型

主要症状:心悸怔忡、失眠多梦、健忘、吃得少、腹胀、大便稀溏、倦怠乏力,或见崩漏、便血、皮下出血,舌淡、脉细弱等。

配穴有理 关元穴+下巨虚穴+足三里穴 补养心脾,以生气血

关元穴

关元穴属任脉,为足三阴经、任脉之交会穴,小肠募穴,是小肠精气结聚于腹部的部位,具有强壮身体、培肾固本、补益元气的功能。

下巨虚穴

下巨虚穴属足阳明胃经,为足太阳小肠经与足阳明胃经相通的下合穴,《灵枢·邪气脏腑病形》记载:"合治内腑",因此下巨虚穴是治疗胃肠疾病的有效穴位,而小肠是人体营养吸收的重要部位。

足三里穴

足三里穴是足阳明胃经合穴,同样"合治内腑",所以刺激足三里穴可健脾和胃、益气生津、生发胃气。而脾胃为气血生化之源,所以刺激此穴可使人体之气血生化充足。

小肠吸收铁的功能在贫血治疗中发挥着重要的作用。三穴相配,调理脾胃、小肠的作用相辅相成,可以活跃小肠功能,增加其对铁的吸收。

定位有方

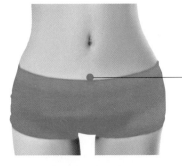

关元穴

在脐中下3寸（约四横指），腹中线上。

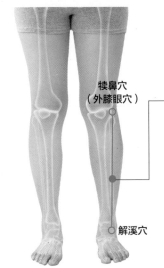

犊鼻穴
（外膝眼穴）

解溪穴

下巨虚穴

在小腿外侧，犊鼻穴（外膝眼穴，其定位见第35页）下9寸，当犊鼻穴与解溪穴的连线上取穴。

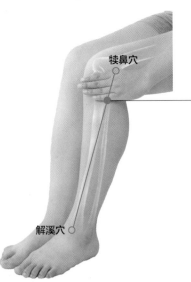

犊鼻穴

解溪穴

足三里穴

在小腿外侧，犊鼻穴（外膝眼穴）下3寸（约四横指），犊鼻穴与解溪穴连线上。

简易分步按摩法

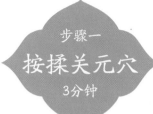

步骤一
按揉关元穴
3分钟

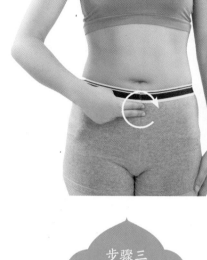

患者取舒适体位，全身放松，行自我按摩法。以食指、中指指腹置于关元穴，缓缓行按揉法。

步骤二
按揉下巨虚穴
4分钟

步骤三
按揉足三里穴
4分钟

患者坐位，以一手拇指指腹按于下巨虚穴，缓缓行拇指按揉法。双侧交替，共4分钟。

患者坐位，以一手拇指指腹按于足三里穴，缓缓行拇指按揉法。双侧交替，共4分钟。

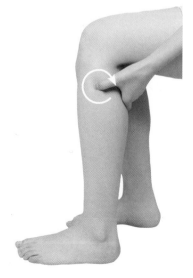

疲劳

　　慢性疲劳综合征是以疲劳（包括体力疲劳和脑力疲劳）为主要表现的全身性症候群，并可伴有头晕、头痛、失眠、健忘、低热、肌肉和关节疼痛、多种神经精神症状。其基本特征为长时间极度疲劳、休息后不能缓解、理化检查未见器质性病变。中医学认为，脾为后天之本，气血生化之源，主肌肉、四肢，主运化水谷精微及水湿，饮食不节或思虑过度则损伤脾胃，脾失健运，则气血生化乏源，清阳不升、浊阴不降，四肢肌肉失养，故见四肢酸痛无力、头晕头痛、容易疲劳等。

| **配穴有理** | **百会穴+气海穴+肾俞穴** | 益气补虚，解除疲劳 |

百会穴

百会穴位于头顶，为督脉与手、足三阳经的交会穴，刺激此穴可醒脑开窍，具有缓解脑部疲劳的作用。

气海穴

气海穴位于下腹部，属任脉。气即元气，海乃深大也，此穴为元气汇聚之处，故刺激气海穴具有调理气机、益气补虚的作用。

肾俞穴

背俞穴是脏腑之气输注于背部膀胱经上的腧穴，与体内脏腑相联系，可以协调阴阳平衡，增强抗病能力。故刺激肾俞穴可调补真元，振奋阳气，缓解疲劳。

　　治疗慢性疲劳，可以采取背俞穴与头面部、腹部穴位相配的方法。除肾俞穴外，还可以用肺俞穴补气行气，心俞穴调神定志，肝俞穴、脾俞穴两穴配合调肝补脾，复脾胃之升降。诸穴合用，共同协调、恢复五脏功能，解除疲劳。

定位有方

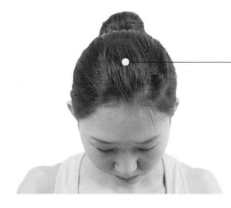

百会穴

位于头顶正中线与两耳尖连线的交叉处。

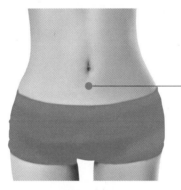

气海穴

在下腹部，前正中线上，当脐下1.5寸（约两横指）。

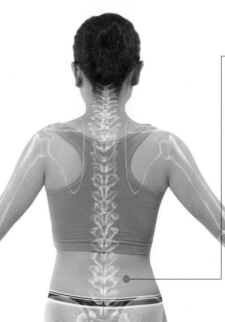

肾俞穴

第2腰椎棘突下，旁开1.5寸。

快速取穴： 肚脐水平线与脊柱相交椎体处，其下缘旁开约两横指。

简易分步按摩法

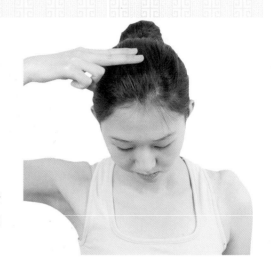

步骤一
指按、掌摩
百会穴
3分钟

患者端坐位，以食指、中指指端按于百会穴，行点按法；然后以手掌行摩法操作。

步骤二
按揉气海穴
3分钟

患者站位，行自我按摩法。以食指、中指指腹置于气海穴，缓缓行按揉法。

步骤三
指拨、按揉
肾俞穴
4分钟

患者站位，双手叉腰，以双手拇指指端置于两侧肾俞穴，先行横向指拨法刺激；再继之以按揉法操作。双侧交替，共4分钟。

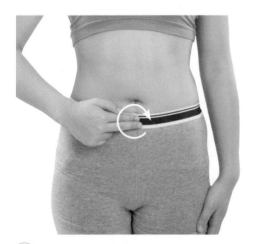

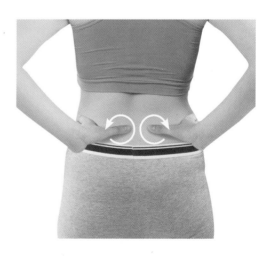

手脚冰凉

天气寒冷即觉全身发冷，手脚尤其冰凉，这种情况，就是中医所说的"阳虚"，也就是人们所俗称的"冷底"或是"寒底"。手脚冰凉和心脏血管有很大的关系。一旦心血管功能出现障碍，就会影响血液运行，造成手脚冰凉。

中医学认为，脾主四肢，脾阳充足，阳气输布有序，能达四肢，手脚才能保持温暖。若脾阳虚，则致阳气不能输布四肢末端，而见手脚冰凉。

脾阳虚型	主要症状：四肢冰凉，腹部觉冷，泛吐清水，没有食欲，腹胀，喜热饮，大便溏稀，少气懒言，舌淡，苔白，脉濡弱。

配穴有理　脾俞穴+肾俞穴+阳池穴+太溪穴　　升发脾阳，温暖四末

脾俞穴	肾俞穴
脾俞穴为脾的背俞穴，与脾关系密切，可益气健脾，则脾阳充斥于四肢末端，使四末得以温煦。	肾阳为人体阳气之本。刺激督脉和膀胱经上的背俞穴，近可强脊健腰，远可振奋人体之阳气。
阳池穴	**太溪穴**
阳池穴属手少阳三焦经，三焦是体内阳气的主通道，如同名字一样，阳池穴是阳气汇集的穴位，按摩阳池穴能补益体内阳气，促进气血流通以达四肢。	太溪穴是足少阴肾经的原穴，具有很强的补肾功能，通过对肾的调补达到肾、脾、肝同补的功效。太溪穴不仅具有补阴的作用，还有补阳的作用，具有双向调节作用。

取脾俞穴、肾俞穴以治其本；上肢冰凉取阳池穴，下肢冰凉取太溪穴，是引阳以达四末之意。标本兼治，使肾阳温煦、脾阳输布达于四末，四肢得以温暖。

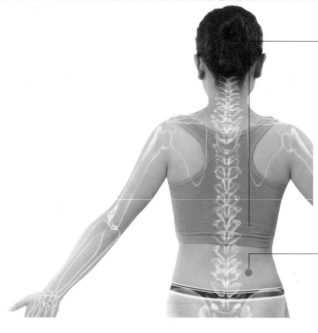

脾俞穴

在背部，当第11胸椎棘突下，旁开1.5寸。

快速取穴：肚脐水平线与脊柱相交椎体处，往上推3个椎体，其上缘旁开两横指处。

肾俞穴

第2腰椎棘突下，旁开1.5寸。

快速取穴：肚脐水平线与脊柱相交椎体处，其下缘旁开约两横指。

阳池穴

俯掌，于第3、第4掌骨间直上与腕横纹交点处凹陷中。

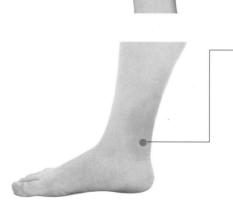

太溪穴

位于足内侧，内踝后方，在内踝尖与跟腱之间的凹陷处。

简易分步按摩法

步骤一
按揉脾俞穴
3分钟

操作者以拇指指腹置于患者脾俞穴，缓缓行按揉法操作。双侧交替进行（6分钟），亦可双侧同时进行（3分钟）。

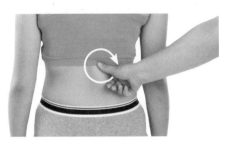

步骤二
按揉肾俞穴
3分钟

操作者以双手拇指指腹分别置于两肾俞穴，缓缓行按揉法操作。

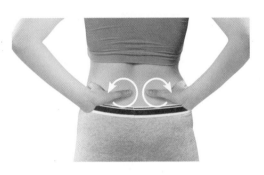

步骤三
按揉阳池穴
4分钟

患者端坐位，以一手食指或拇指指端置于其阳池穴，行按揉法操作。双侧交替进行，共4分钟。

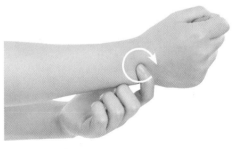

步骤四
点按太溪穴
4分钟

患者坐位，行自我按摩法。以拇指指端置于太溪穴，行点按手法。双侧交替，共4分钟。

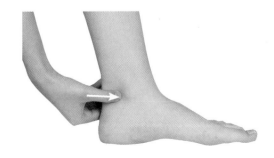

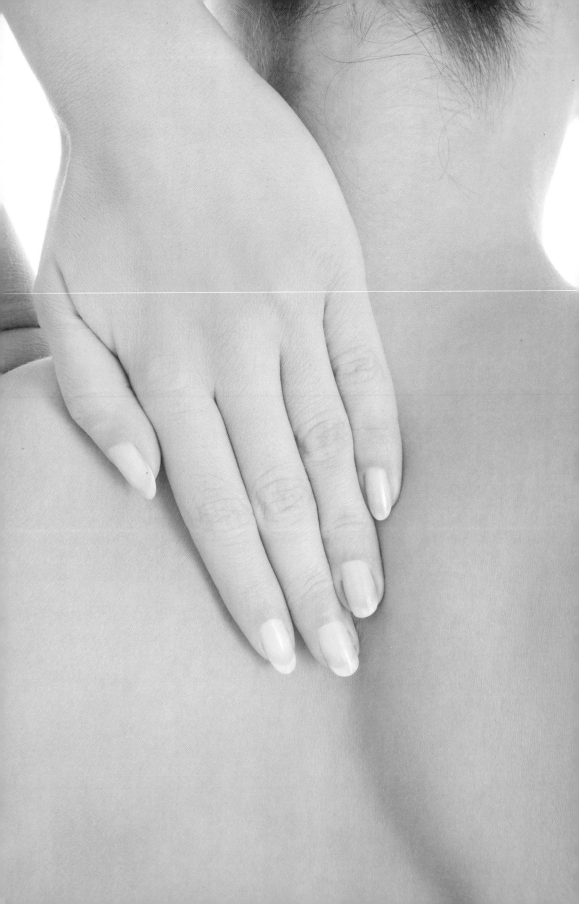

男女科疾病
穴位巧搭配

第八章

月经失调

月经失调的症状多种多样，常见的包括月经周期异常、经期异常、经量异常和经期并发其他症状等。如月经先期、月经后期、月经先后无定期、月经过多、月经过少、经期延长等。其病因病机也复杂多样，月经异常是脏腑、气血和冲任二脉功能失调的反映。叶天士·《临证指南医案》云："女子属阴，以血为主，故女科治法，首重调经。"

配穴有理	气海穴+关元穴+三阴交穴	调理冲任

气海穴

气海穴为任脉本经腧穴，具有补益阳气、调经固经之功效，任、冲脉同源，并且临近子宫，属于局部取穴，能气至病所。

关元穴

关元穴又名"丹田""大中极"等，位于下腹部，内应胞宫精室，为"肾间动气"之所。该穴又为肝、脾、肾三阴经与任脉之会，文献中有大量关元穴善调冲任、治疗妇女带病的记载。

三阴交穴

三阴交穴为脾、肝、肾三阴经的交会穴。脾统血，肝藏血，肾藏精，故三阴交穴对肝、脾、肾三脏及血液的生成、运行具有调节作用。

治疗月经不调主要是选取适宜穴位，以补益肝肾、调冲任、充气血。通过调节冲任二脉，达到温经、散寒、理气和血的作用。

定位有方

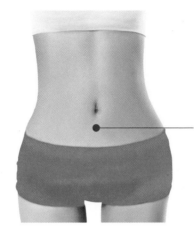

气海穴

在下腹部，前正中线上，当脐中下1.5寸（约两横指）。

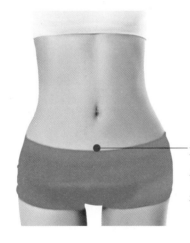

关元穴

在脐中下3寸（约四横指），腹中线上。

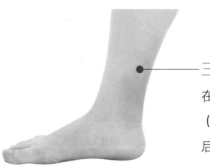

三阴交穴

在小腿内侧，内踝尖上3寸（约四横指），胫骨内侧缘后际。

简易分步按摩法

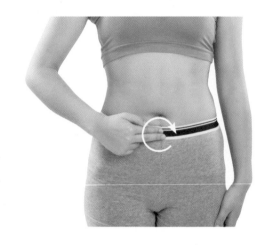

步骤一
按揉气海穴
3分钟

患者可行自我按摩法。以右手食指、中指两指指腹置于气海穴，缓缓行按揉法。

步骤二
按揉关元穴
3分钟

患者可行自我按摩法，以一手食指、中指两指指腹置于关元穴处，缓缓按揉。

步骤三
按揉三阴交穴
4分钟

患者可行自我按摩，以一手拇指置于其三阴交穴，行按揉法操作。双侧交替，共4分钟。

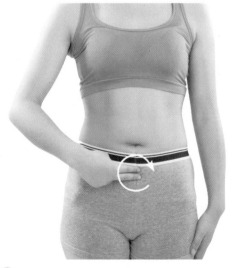

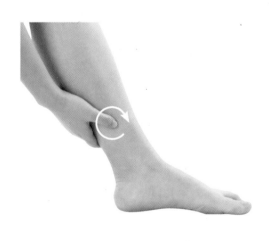

痛经

西医学把痛经分为原发性痛经和继发性痛经。原发性痛经属于中医"痛经""经行腹痛"的范畴。中医认为痛经与肝、肾、冲、任等经脉有关，多由于妇女在经期受到致病因素的影响，导致气滞血瘀或寒凝经脉，使气血运行不畅，经血阻滞于胞宫，以致"不通则痛"。临床上以寒凝胞宫型患者多见。

寒凝胞宫型	主要症状：经前、经期小腹冷痛，喜按，得热则疼痛减轻，月经量少、色暗，并且伴有血块，苔薄白，脉沉紧。

配穴有理	关元穴+神阙穴+地机穴	暖宫散寒，行气止痛

关元穴	神阙穴	地机穴
关元穴为任脉腧穴，为肝、脾、肾三经与任脉之会，具有温阳补肾、培元固本、通调冲任的作用，属于局部取穴，多用于妇女经带病的治疗。	从经络上看，神阙穴属于任脉，任脉、督脉、冲脉"一源三歧"，同出于胞中，冲为血海，任主胞胎，任脉通、冲脉盛则月事正常。	地机穴为足太阴脾经郄穴，具有阴经郄穴治疗血证的一般特性。足太阴脾经循行经过少腹，经脉所过，主治所及，具有健脾渗湿、调经止带的功效，故此穴可治疗痛经。

痛经治疗以取任脉、足太阴经经穴为主穴，以温寒利湿、通经止痛。诸穴合用，可以起到活血化瘀、祛瘀生新、通调冲任的作用。除在穴位进行手法按摩之外，亦可行艾灸关元、神阙之法，以暖宫散寒止痛。两种方法结合应用效果更佳。

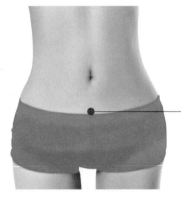

关元穴

在脐中下3寸（约四横指），腹中线上。

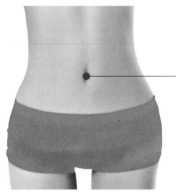

神阙穴

在脐中部，脐中央。

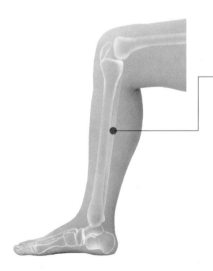

地机穴

位于小腿内侧，当内踝尖与阴陵泉穴的连线上，阴陵泉穴下3寸。

快速取穴： 先找到阴陵泉穴（定位见第203页），直下量四横指即是。

简易分步按摩法

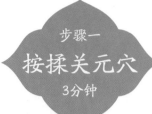

步骤一
按揉关元穴
3分钟

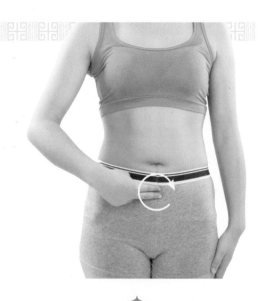

　　患者可采取舒适体位，行自我按摩法。以一手食指、中指两指指腹置于关元穴处，缓缓按揉。

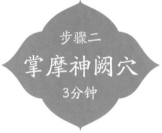

步骤二
掌摩神阙穴
3分钟

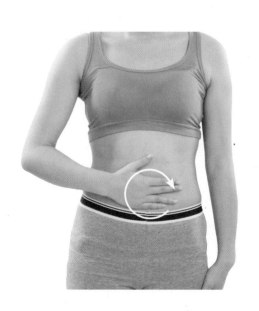

　　患者可采取舒适体位，行自我按摩法。以手掌置于脐上，缓缓掌摩神阙穴。

步骤三
按揉地机穴
4分钟

　　患者坐位，以一手拇指指端置于其地机穴，缓缓行按揉法。双侧交替，共4分钟。

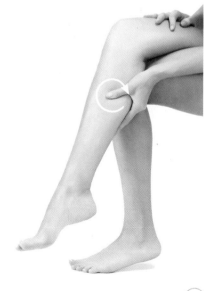

带下病

　　带下的量、色、质、味发生异常，或伴全身、局部症状者，称为"带下病"。本病可见于现代医学的阴道炎、子宫颈炎、盆腔炎、卵巢早衰、闭经、不孕、妇科肿瘤等疾病。带下病的主要病因以湿邪为主，主要病机是任、带两脉损伤、失约或失养。治疗上重在调理任、带二脉，清热利湿止带。由于带下病以湿邪为患，故其病缠绵，反复发作，不易速愈，且常并发月经不调、闭经、不孕等疾病，是女性患者中仅次于月经病的常见病。

配穴有理	太冲穴+丘墟穴+阴陵泉穴	清热利湿止带

太冲穴	丘墟穴	阴陵泉穴
太冲穴居下肢末端，为足厥阴肝经原穴，具有平肝泻热、舒肝养血、清利下焦的作用。	丘墟穴，是足少阳胆经的原穴，可疏肝利胆、泻热利湿，主治肝胆病证。	阴陵泉穴是足太阴脾经合穴，为治湿之要穴，尤其是下焦湿热，具有清利湿热、健脾理气、益肾调经的功效，临床多用于治疗脾不化湿、湿热下注和脾虚之证。

　　太冲穴属肝经，丘墟穴属胆经，阴陵泉穴属脾经，诸穴合用，以疏肝利胆、清热利湿而止带下。

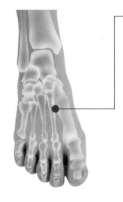

太冲穴

位于足背，第1、第2跖骨间，跖骨结合部前方凹陷处。

快速取穴： 沿第1、第2趾间横纹向足背上推，感觉到有一凹陷处即是。

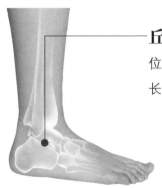

丘墟穴

位于足外踝前下方，当趾长伸肌腱的外侧凹陷处。

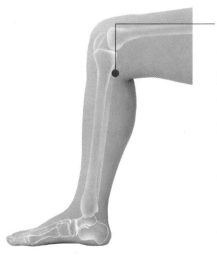

阴陵泉穴

在小腿内侧，在胫骨内侧髁后下方凹陷中。

快速取穴： 坐位，用拇指沿小腿内侧骨内缘（胫骨内侧）由下往上推，至拇指抵膝关节下时，胫骨向内上弯曲之凹陷处即是本穴。

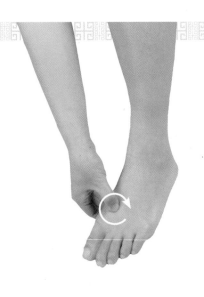

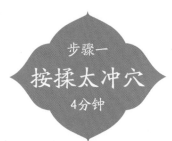

步骤一
按揉太冲穴
4分钟

　　患者坐位，以一手拇指指端置于太冲穴处，行拇指按揉法操作。双侧交替，共4分钟。

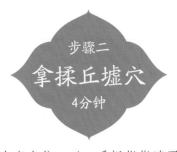

步骤二
拿揉丘墟穴
4分钟

　　患者坐位，以一手拇指指端置于丘墟穴处，行拿揉法操作。双侧交替，共4分钟。

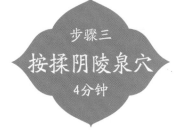

步骤三
按揉阴陵泉穴
4分钟

　　患者坐位，以一手拇指指端置于阴陵泉穴处，行拇指按揉法操作。双侧交替，共4分钟。

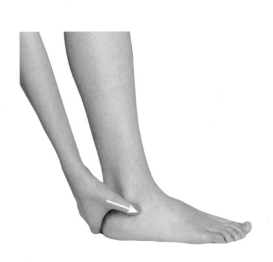

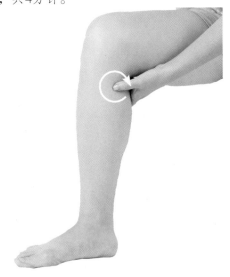

更年期综合征

更年期综合征又称围绝经期综合征，指妇女绝经前后性激素波动或减少所致的一系列以自主神经系统功能紊乱为主，伴有神经心理症状的一组症候。更年期综合征最典型的症状是潮热、潮红，即总是面色微红发热，还经常出汗，兼见频频叹气、胸胁胀痛或疼痛之处游走不定。多发生于45~55岁，大多数妇女可出现轻重不等的症状，有人在绝经过渡期症状已开始出现，持续到绝经后2~3年，少数人持续到绝经后5~10年症状才有所减轻或消失。本病多属肝郁，多是郁闷、精神刺激所致。

配穴有理	内关穴+膻中穴+百会穴	宽胸理气，疏肝解郁

内关穴	膻中穴	百会穴
内关穴是手厥阴心包经的常用腧穴，为八脉交会穴，具有平肝养血、滋阴降火、宁心安神之效，从而达到调整脏腑经络气机，改善更年期症状的目的。	膻中穴属任脉穴位，具有理气止痛、生津增液的作用。肝郁者，膻中穴处常常会有压痛，故膻中穴是治疗肝郁气滞必用之穴，对调理气机有独特作用。	百会穴系手、足三阳经和督脉之交会穴，具有清热开窍、健脑宁神、平肝息风作用。

膻中穴为治疗主穴，以宽胸理气、疏肝解郁、调和气机，长期坚持按摩有利于调和阴阳，改善更年期症状。

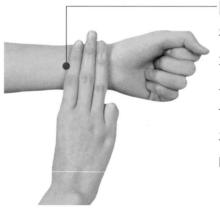

内关穴

在前臂掌侧，当曲泽与大陵的连线上，腕横纹上2寸（约三横指），掌长肌腱与桡侧腕屈肌腱之间（即两条索状筋之间）。

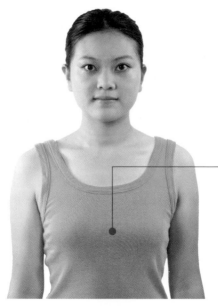

膻中穴

在胸部前正中线上，平第4肋间，两乳头连线之中点。

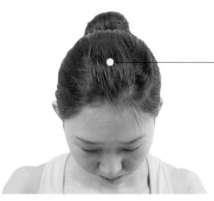

百会穴

位于头顶正中线与两耳尖连线的交叉处。

简易分步按摩法

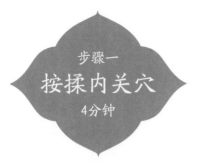

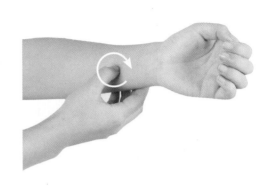

　　患者坐位，行自我按摩法。以一手拇指指端置于对侧上肢内关穴，行拇指按揉法。双侧交替进行。

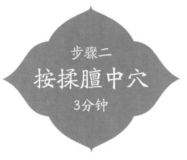

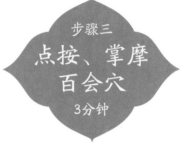

　　患者坐位，行自我按摩法。以一手食指、中指指端置于膻中穴，缓缓行摩揉法操作。

　　患者坐位，以食指、中指指端按于百会穴，行点按法；然后以手掌行摩法操作。

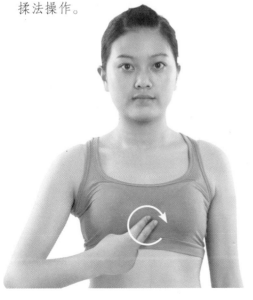

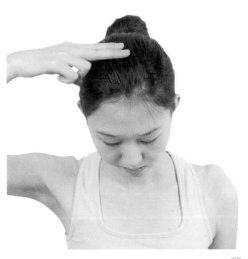

闭经

女子过了 18 周岁，月经尚未来潮，或月经来潮后又中断 6 个月以上者，称为"闭经"，前者称原发性闭经，后者称继发性闭经。妊娠期、哺乳期或更年期的月经停闭属正常生理现象，不作闭经论，有的少女初潮 2 年内偶尔出现月经停闭现象，可不予治疗。

因先天性生殖器官缺如，或后天器质性损伤致无月经者，因药物治疗难以奏效，不属本节讨论范围。本病多因久病劳损、年高体弱，或肝肾亏损所致。

肝肾亏损型	主要症状：月经不调或经少经闭，兼见面白无光泽、口唇和指甲颜色偏浅、头晕、耳鸣、眼干、眼花、心悸失眠、多梦易惊、腰酸疲乏、五心烦热、舌红、脉细等。

配穴有理	肾俞穴+关元穴+三阴交穴	补益肝肾，调理冲任

肾俞穴

肾俞穴为肾的背俞穴，内应肾脏，为肾经经气在背部输注、转输之处，具有补肾益精、温肾助阳的作用，对诸多肾虚病证有较好的疗效。

关元穴

《素问·举痛论》记载"寒气客于冲脉，冲脉起于关元"，故关元有补益肝脾肾三经、调理冲任之效。

三阴交穴

三阴交是足太阴脾经、足少阴肾经、足厥阴肝经之交会穴，具有健脾渗湿、调理肝肾之效。

《素问·上古天真论》："二七而天癸至，任脉通，太冲脉盛，月事以时下。"闭经的治疗，在于运用经络腧穴理论，结合整体观念和辨证论治，通过调理肝、脾、肾与冲、任二脉之间的关系，使脏腑阴阳协调，气血运行通畅。

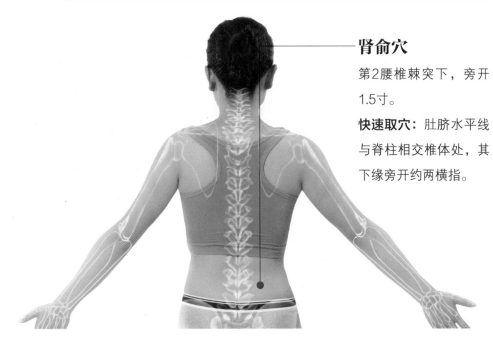

肾俞穴

第2腰椎棘突下，旁开1.5寸。

快速取穴：肚脐水平线与脊柱相交椎体处，其下缘旁开约两横指。

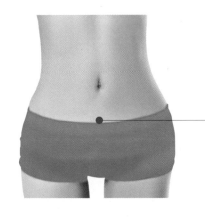

关元穴

在脐中下3寸（约四横指），腹中线上。

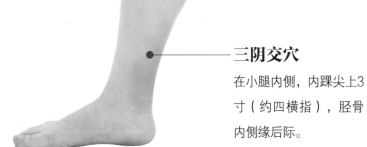

三阴交穴

在小腿内侧，内踝尖上3寸（约四横指），胫骨内侧缘后际。

步骤一
按揉、指拨
肾俞穴
4分钟

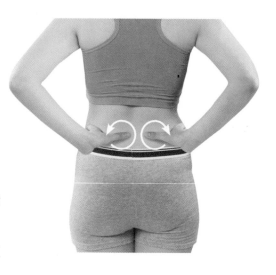

患者站位，身体放松，双手叉腰。双手拇指指端置于两侧肾俞穴，先行横向指拨法刺激，再继之以按揉法操作。双侧交替进行，共4分钟。由他人操作更方便。

步骤二
按揉关元穴
3分钟

患者取舒适体位，行自我按摩法。以一手食指、中指指端置于关元穴处，缓缓按揉。

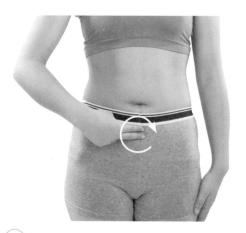

步骤三
按揉三阴交穴
4分钟

患者可行自我按摩法。取舒适体位，以一手拇指指端置于三阴交穴，行按揉法操作。双侧交替进行，共4分钟。

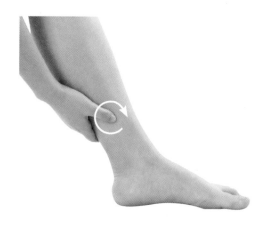

阳痿

　　阳痿又称勃起功能障碍，是指在有性欲要求时，阴茎不能勃起或勃起不坚，或者虽然有勃起且有一定程度的硬度，但不能保持足够的性交时间，因而妨碍性交或不能完成性交。国内有关调查表明，在成年男性中约有 10% 的人出现阳痿。该病首见于《内经》，有"宗筋弛纵"和"筋痿"之称。本病多因素体阳虚，久病不愈，或年老体弱，下元亏损所致，除阳痿外，还可见水肿、尿频等症状。

配穴有理	关元穴+命门穴+中髎穴	温补命门之火

关元穴	命门穴	中髎穴
关元穴即丹田处，为人之根源，男子以藏精，女子主月事，是生养子息、合和阴阳的门户，故以关元穴固本培元。	阳痿由命门火衰、精气匮乏而引起，于命门穴进行按摩，可填精补髓、壮命门真火，主治阳痿、遗精、不孕、腰脊强痛、下肢痿痹等疾病。	中医认为足太阳膀胱经"夹脊抵腰中，入循膂，络肾"，主一身之表，与肾经相表里，可治疗相应腰骶部及生殖方面的疾病。

　　中医学认为肾主生殖二便，阳痿主要与肾脏有关。《内经》记载："阳病治阴，阴病治阳，定其血气，各守其乡"，以中髎穴治疗阳痿即为"阴病治阳""从阳引阴"之法。

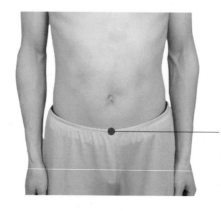

关元穴

在脐中下3寸（约四横指），腹中线上。

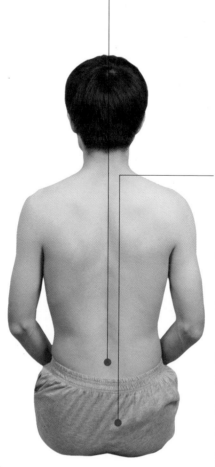

命门穴

当后正中线上，第2腰椎棘突下凹陷中。

快速取穴：肚脐水平线与后正中线交点，按压有凹陷处即是。

中髎穴

在次髎穴下内方，适对第3骶后孔。

快速取穴：俯卧，术者用食指、中指、无名指、小指，按压骶骨第1~4段棘突上，然后向外侧移行约一横指，有凹陷处取之。四指位置分别为上髎、次髎、中髎、下髎（左右共八穴，名为八髎穴）。

简易分步按摩法

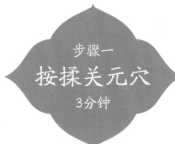

步骤一
按揉关元穴
3分钟

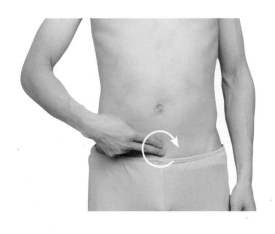

患者取舒适体位，行自我按摩法。以一手食指、中指指端置于关元穴处，缓缓按揉。

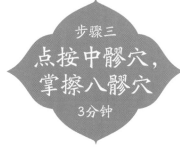

步骤二
指拨、掌擦
命门穴
3分钟

步骤三
点按中髎穴，
掌擦八髎穴
3分钟

患者取舒适体位，操作者以拇指指端置于命门穴处，行横向指拨法，继之以掌擦法。以感觉局部发热为度。

患者取舒适体位，先叉腰点按中髎穴，再掌擦八髎穴，以局部感觉发热为度。由他人操作更方便。

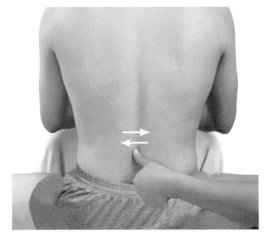

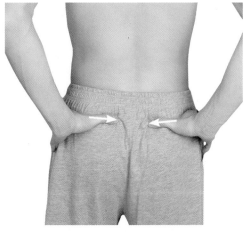

遗精、早泄

遗精是指在非性生活时精液自行排出的一种症状。早泄是最常见的射精功能障碍，以性交之始即行排精，甚至性交前即泄精，不能进行正常性生活为主要表现。遗精、早泄多由肾虚不能固摄，君相火旺而致，有"火不动则肾不扰，阴不虚则精不遗"之说。

肾气不固型	主要症状：除遗精、早泄症状外，还可见面色淡白、腰肌酸软、听力减退、小便频而清甚则小便失禁、舌淡苔薄白、脉细弱。

配穴有理	肾俞穴+志室穴+涌泉穴	补肾壮腰

肾俞穴

肾俞穴为肾的背俞穴，内应肾脏，为肾经经气在背部输注、转输之处，具有补肾益精、温肾助阳的作用，对诸多肾虚病证有较好的疗效。

志室穴

志室穴位于腰骶部，为足太阳膀胱经经穴。志，意志。室，房屋之内间也，与堂相对，也指穴内气血为肾脏外输寒湿水气。故该穴可补肾壮腰、益精填髓。

涌泉穴

由于肾气不足、疲劳、生活环境改变等，使大脑皮质功能紊乱导致遗精早泄。采用足底疗法可以调节大脑皮质功能紊乱，调节肾气的固摄作用。

情志因素在遗精、早泄发病中也具有重要的作用，尤其是一些久治不愈的遗精、早泄患者，往往产生较重的心理负担。因此，应针对性地进行心理疏导和心理调适。

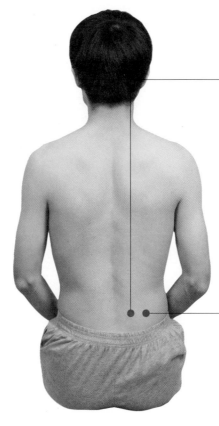

肾俞穴

第2腰椎棘突下，旁开
1.5寸（约两横指）。

快速取穴： 肚脐水平线
与脊柱相交椎体处，其
下缘旁开约两横指。

志室穴

位于第2腰椎棘突下，旁
开3寸（约四横指）。

快速取穴： 肚脐水平线
与脊柱相交椎体处，其
下缘水平线与肩胛骨脊
柱缘的垂直线交点即是。

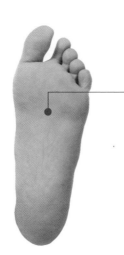

涌泉穴

位于足底部，屈足卷趾
时足心最凹陷处，即卷
足时足底前1/3凹陷处。

简易分步按摩法

步骤一
指拨、按揉
肾俞穴
4分钟

患者站位，身体放松，以双手拇指指端置于两侧肾俞穴，先行指拨法刺激，再继之以按揉法操作。由他人操作更方便。

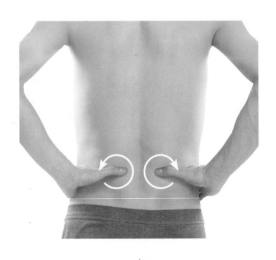

步骤二
按揉志室穴
4分钟

患者站位，身体放松。以双手拇指指腹置于两侧志室穴，行按揉法操作。由他人操作更方便。

步骤三
按揉涌泉穴
1分钟

患者坐位，身体放松，以拇指指腹按揉涌泉穴。双侧交替，共1分钟。

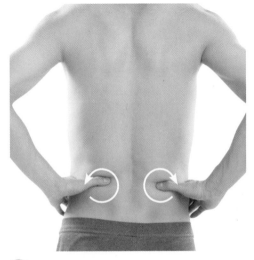

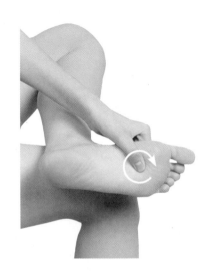